日帰り・レーザー・根治
下肢静脈瘤治療

北青山Dクリニック院長
阿保 義久

医学舎

はじめに

　下肢静脈瘤は加齢とともに増悪する血管疾患で、残念ですが自然に治るということはありません。1～2週間程度の入院加療を必要としていた時代もありますが、現在では日帰り治療も可能となっています。症状にお悩みの方は、自己診断に頼らず、早めに専門医へ相談することをお勧めします。

　伏在型の下肢静脈瘤（ボコボコと浮かび上がるタイプ）の根治的な手術として、20世紀初頭からストリッピング手術（抜去切除手術）が行われてきました。20世紀後半までストリッピング手術は、下半身麻酔や全身麻酔下で施行されることが常識で、切除範囲も下肢全長にわたるため、手術後1週間以上の入院が必要でした。

　1990年代、当時慶応大学血管外科の折井医師のチームが高位結紮（けっさつ）と硬化療法を組み合わせることで、日帰りで伏在型の下肢静脈瘤の治療を行う方法を実践し始めました。通常1週間以上の入院を要するとされていた下肢静脈瘤の治療が、外来で行えるということで、当時は画期的な治療法でした。しかし、再発率が大きいということが難点で、入院して行うストリッピング手術が、やはり根治的な治療であると評価され続けました。

　1998年、東大血管外科に勤務していた私は、麻酔法を工夫し（局所麻酔と静脈麻酔の組み合わせ）、その根治的ストリッピング手術を国内で初めて、日帰り（外来）手術で行うことに成功しました。以後、下肢静脈瘤のストリッピング手術は、日帰りで全く問題なく行えることが判

明し、他のドクター達も日帰り手術の実施を追従しました。

　根治的な手術が、完全に日帰り（在院時間数時間）で問題なく行えることが示された点で、日帰りストリッピング手術の発案は、当時は常識を覆すものだったようです。

　下肢静脈瘤の日帰りストリッピング手術が安定して供給されるようになって5年ほど経過したころ、米国で1320nmクールタッチレーザーによる血管内治療が良好であることが示されました。東京医科歯科大学の広川医師のチームが、その1320nmレーザーを使って臨床試験を行い、問題がないことを確認しました。

　その情報を得て、私は早速そのレーザー治療を開始しました。東京都で初めて1320nmレーザーを使って、下肢静脈瘤の日帰り手術を本格的に開始したのは、北青山Dクリニックです。

　レーザー治療機器は、その後、発展を続け、波長が以下のように進化しています。

　810nm→980nm→1320nm→1470nm→2000nm。

　また、レーザーファイバーの形状も、単純なベアファイバーの他に、放射状に照射されるラディアルファイバーが開発されています。

　現在、日本の医療保険で認可を受けているレーザー治療器は、980nmと1470nmのみとなっています。レーザー以外に血管内治療で用いられる高周波（ラジオ波/RF）治療器による治療も保険認可が下りています。

下肢静脈瘤治療の歩み

1990年代前半	折井医師（現・東海大学血管外科講師） 高位結紮手術＋硬化療法を実践。 於・板橋本町クリニック
1998年	阿保医師（現・北青山Dクリニック院長） 根治的日帰りストリッピング手術を発案。於・親和クリニック
1999年	東京医科歯科大学チーム（栗原医師他） 日帰りストリッピング手術を踏襲（ＴＬＡ麻酔）
2004年	東京医科歯科大学血管外科（広川医師） レーザー治療を試験的に施行
2004年	阿保医師　北青山Dクリニック 日帰りエンドレーザー治療（1320nm）を開始
2011年	980nmのレーザーが保険収載
2014年	1470nmのレーザー、高周波（ラジオ波/RF）が保険収載。1320nm、2000nmのレーザーは自費診療

　昨今、ＴＶを含む各種メディアで「名医」という表現が軽々しく用いられる傾向があり、名医を自称する医師もおられるようです。他方、信頼できる医師を探す際に、患者様やその家族の方々は、「名医」というキーワードをもとに、検索する傾向もあるようです。

　そのため、本当に信頼できる医師を探したい患者様たちのニーズに、正確な情報がマッチしていない現象が生じています。

　さらに、口コミサイトと称して、医療機関を評価し、ランキングなどをつけるところも登場しています。これは、他の医療機関の評価を下げ、特定の医療機関に誘導するもののようです（詳細は、「第4章インターネット情報　鵜呑みにするのは危険」を、ご覧ください）。

北青山Dクリニックでは、のべ3000名以上の下肢静脈瘤の手術についてのアンケートを行い、94％前後の方から治療に満足しているという回答を得ています。

　さらに、術後10年前後経過した方々を対象に治療満足度調査を実施し、90％以上の治療満足度を得ています。術後10年前後経過した方々に対するアンケート調査は、国内初のとても貴重なものであると自負しております。

　北青山Dクリニックは、国内で初めて下肢静脈瘤の日帰り根治手術を発案して以来、１４年にわたって全国から来院される多くの患者様方に治療を提供してまいりました。

日帰り治療数　年間３，０００例超
総治療数　２５，０００例超

　術後10年前後経過した方々を対象に、治療満足度調査を実施し90％以上の治療満足度を得た基礎には、以上のような数字があります。

　北青山Dクリニックは、患者様と医療従事者が対等の立場に立って、最善の医療サービスを提供することが使命だと考えています。患者様の状態やニーズに応じて適切な治療を提供していくと同時に、最先端の質の高い治療の開拓にも、引き続き注力していく所存です。

２０１５年１月２０日

北青山Dクリニック院長

阿保　義久

目次

はじめに ……………………………………………………………… 3

第1章　下肢静脈瘤は治る病気です …………………… 15

下肢静脈瘤とはどのような病気ですか ………………………… 16

　逆流防止弁が壊れて、血管が拡張してしまう …………………… 16

　どのような人が、なりやすいのですか? …………………………… 17

　血液還流が正常に働かなくなる原因は? …………………………… 18

　30歳以上の男女の62%に認められるという報告もあります ……… 19

　「放っておいたら治った」ということはありますか? …………… 20

　脚を切断することになったり、命を落としたりしますか? …… 20

　下肢静脈瘤の原因は、何でしょうか? ……………………………… 22

　脚の付け根と膝の裏の弁が壊れやすい …………………………… 24

　自分でできる予防方法はありますか? ……………………………… 26

　一度治っても、再発することはないのでしょうか? …………… 27

　病院ではどのような治療をするのですか? ……………………… 28

下肢静脈瘤の症状CHECK! ………………………………………… 30

　どのような症状がありますか? ……………………………………… 30

　紛らわしく誤解されやすい症状 ……………………………………… 31

　　腰椎椎間板ヘルニア　閉塞性動脈硬化症　リンパ管炎

　　結節性紅斑　慢性湿疹　慢性色素性紫斑　リベド血管炎

　　下腿筋膜ヘルニア　皮膚潰瘍　慢性静脈不全症

　　深部静脈血栓症　先天性静脈瘤

下肢静脈瘤の改善例 ……………………………………………………… 34

大伏在静脈瘤 施術前、施術後13例 ……………………………… 35
　　小伏在静脈瘤 施術前、施術後4例 …………………………… 41
　　大小伏在静脈瘤 施術前、施術後 ……………………………… 43
　　側枝静脈瘤（分枝静脈瘤） 施術前、施術後 ………………… 44
　　陰部静脈瘤 施術前、施術後 …………………………………… 44
　　網目状静脈瘤 施術前、施術後 4例 …………………………… 45
　　クモの巣状静脈瘤 施術前、施術後 5例 ……………………… 47

下肢静脈瘤の検査方法 …………………………………………… 50
　　下肢静脈瘤の調べ方1:ドップラー血流計
　　下肢静脈瘤の調べ方2:カラードップラーエコー検査
　　下肢静脈瘤の調べ方3:容積脈波検査

こんな症状は危ない！　むくみ、だるさ、脚の危険サイン ……… 52
　　危険サイン1　むくみ、つる、しびれる
　　危険サイン2　血管が浮き出ている、できものができている
　　危険サイン3 :痛い、かゆい

再発のおもな理由 ………………………………………………… 55
　　残存分枝血管　新たな静脈瘤　手術刺激による血管新生
　　不適切、不十分な治療　再発は弾性ストッキングで防げますか？

再発も防ぐ下肢静脈瘤予防策 …………………………………… 57
　　下肢静脈瘤の再発率は　予防策まとめ
　　予防策1　脚の血行をよくする
　　予防策2　弾性ストッキングを使用する
　　予防策3　肥満を解消する

第2章 下肢静脈瘤の治療法 …… 61

圧迫療法 …… 62
自分でできる予防法　弾性ストッキングとは

弾性ストッキングで下肢静脈瘤を完治させられますか

硬化療法 …… 65
硬化療法とは　注射と硬化療法

Q：注射の副作用はないのですか

高位結紮術 …… 67
高位結紮術とは　高位結紮術の利点と懸念点

Q：麻酔は怖いのですが……

ストリッピング手術 …… 69
ストリッピング手術（静脈抜去術）とは

Q：再発の少ない治療法だと聞きましたが、デメリットは

RF（高周波/ラジオ波）血管焼灼術 …… 71

レーザー治療 …… 72
レーザー治療の2つの方法

Q：レーザー治療の安全性は大丈夫ですか？

硬化療法→レーザー療法、硬化療法＋レーザー療法

血管内レーザー焼灼術

ロングパルスYAGレーザー（体外照射タイプ）

水吸収率グラフ

第3章 治療体験記 …………………………………… 79
治療を体験して ……………………………………… 80
スカートが、はけるようになりました ……………………… 80
出産後に、脚のことで悩むなんて …………………………… 82
あの辛さが嘘のよう、気持ちまで明るくなりました ………… 85
日帰り、エンドレーザー治療　開始時のご質問へのお答え ……… 88
Q：Dクリニックでは、なぜ突然、すべての静脈瘤を
　　日帰り手術できるようになったのでしょうか？ ……………… 88
Q：難しい手術を数多く経験された先生が、
　　なぜ静脈瘤のような小さな手術をされるようになったのでしょうか？ … 90
Q：日帰り手術、予防医学、アンチエイジングの3つが、
　　なぜ1つのクリニックのなかで並存しているのでしょうか？ …… 92
Q：下肢静脈瘤の従来型の治療とレーザー治療では、
　　比べ物にならないほどレーザー治療のほうが優れているということ
　　のようですが、もう少し詳しい比較をお聞かせ下さい。
　　先生は、従来型の治療もずいぶんおやりになっていると聞いています。　94
Q：Dクリニックの医療のシステムは、
　　これまでの日本の開業医医療システムと、
　　ずいぶん大きく異なるような印象を持ちます。
　　それは、どのような考え方に基づいたものなのでしょうか？ ………… 98
質疑応答
Q：痛みなどの症状は殆どありませんが、右ふくらはぎに
　　2年ほど前から出てきて、徐々に前のすねの方に広がっています。
　　町医者の診断で、28歳で男では珍しいと言われました。
　　職業柄、立ち仕事というよりも座った状態が多いです。 ………… 101
Q：一子出産後、痛みを感じるようになり、

痛みも時々だったので気になりませんでしたが、最近では毎日
痛みを感じます。目に見えてボコボコした箇所は、
両脚一箇所ずつです。血管が浮き出ていない箇所も同じ痛みを
感じることがあります。どこまで進行し、どういう状態になったら、
手術しないといけないのでしょうか？ ………………………… 102
Q：就眠中に、すごく脚が痛くて眠れません。つることもよくあります。
早く手術をしたほうがいいのでしょうか？ ………………… 102
Q：下肢静脈瘤の発生を予防したり、進行を抑えたりするには
どうしたらよいのでしょうか？ ……………………………… 103
弾性ストッキングのイラスト …………………………… 104

第4章　大切な発言〜ブログより ……………… 105

インターネット情報　鵜呑みにするのは危険 ……………… 106

① 2014年9月2日　下肢静脈瘤／病院／名医 ……………… 106
② 2014年4月5日　術後10年経過例の治療満足度調査 …… 109
③ 2014年1月10日　名医、スーパードクター、神の手？？？ ……… 111
④ 2012年4月16日　北青山Dクリニックは、治療満足度に関するアン
ケート調査を定期的に実施しています ……………… 113
⑤ 2010年2月24日　治療満足度アンケート ……………… 116
⑥ 2009年3月19日　Dクリニックを支援される方々へ ……… 118

下肢静脈瘤 外来 根治治療の歩み ……………… 121

① 2014年4月5日　下肢静脈瘤　外来　根治　治療の歩み …… 121
② 2007年11月12日　最先端の下肢静脈瘤治療を受けるには …… 125
③ 2007年5月27日　入院施設が必要？ ……………… 126
④ 2007年4月21日　日帰り治療を受けた方々の声 ……… 129

⑤ 2007年1月26日　日帰り手術の歴史 …………………………… 131
⑥ 2006年8月30日　10年前から日帰り根治手術 ………………… 133

進化し続けるレーザー治療　980、1320、1470、2000nm　137
① 2014年5月1日　治療で用いられる各種レーザー ……………… 137
② 2014年4月5日　血管内レーザー治療(レーザー焼灼術)のメカニズム　140
③ 2014年3月27日　血管内レーザー治療は本当に非侵襲的か …… 142
④ 2014年1月8日　下肢静脈瘤レーザー治療最新事情 …………… 145
⑤ 2008年12月4日　最先端各種レーザー比較試験実施 …………… 149
⑥ 2007年11月29日　最新レーザー治療でも再発率高い？！ ……… 151
⑦ 2007年8月22日　海外のレーザー治療実績と比較して ………… 154

テレビ取材への補足 …………………………………………………… 157
① 2008年2月4日　テレ朝スーパーモーニング取材への補足 …… 157

保険診療　自由診療　混合診療 ……………………………………… 161
① 2014年7月14日　RF（高周波/ラジオ波）による
　　　　　　　　　　血管内治療が保険収載 ……………………… 161
② 2014年4月21日　保険診療／自由診療／混合診療 ……………… 166
③ 2010年11月11日　血管内レーザー治療の保険適用について …… 170
④ 2007年5月24日　混合診療禁止ルール…………………………… 172

巻末資料
下肢静脈瘤外来根治的治療の歩みと患者の満足度 ………………… 174

14

第1章

下肢静脈瘤は治る病気です

第1章 下肢静脈瘤は治る病気です

◆下肢静脈瘤とは、どのような病気ですか◆

逆流防止弁が壊れて、血管が拡張してしまう

　私たちの体は常に心臓を中心に血液を循環させることによって、体中に酸素や栄養を供給しています。動脈を通じて心臓から脚へ送り出された血液は、ふくらはぎの筋力により静脈を通じて心臓へ戻されます。

　このとき、重力によって下にさがりやすくなっている血液を逆流しないよう防いでいるのが、静脈内部にある逆流防止弁です。

　下肢静脈瘤は、この逆流防止弁が壊れて正常に働かなくなったために起きる病気です。逆流防止弁が壊れることによって、血液の逆流が起き、静脈内の圧が上がり、血管が拡張します。拡張した血管は、脚の表面に太く浮き出たり、瘤のように膨らんでしまったりします。それが、下肢静脈瘤です。

　下肢静脈瘤には、大伏在静脈瘤、小伏在静脈瘤、側枝静脈瘤、陰部静脈瘤、網目状静脈瘤、クモの巣状静脈瘤などの種類があります。

　下肢静脈瘤という言葉は、聞いたことがあると思います。しかし、「下肢静脈瘤とは、どんな病気なのですか」と聞かれると、的確に答えられる方は少ないのではないでしょうか。

　下肢静脈瘤は見た目が気になる病気で、女性の方がなりやすいと言われていますが、男性でも脚の長い方やマラソンランナーなどには発

症しやすい疾患です。加齢に伴い自然に発症する病気であるかのように思う方もいるようですが、そうではありません。

症状が軽度だと、手術は必ずしも必要ではありません。しかし、放置すると症状が徐々に悪化し、重症化する場合がありますので、軽視すべきではありません。

どのような人が、なりやすいのですか？

相対的には男性よりも女性に多いといえます。その理由は、筋力が弱く血液の還流力が弱いことの他に、妊娠出産が下肢静脈瘤の発症要因の一つであることが挙げられます。

加齢により血管が弱くなると、逆流防止弁が壊れやすくなるため、発生頻度が高くなるといわれています。女性ホルモンの一つ黄体ホルモンが増加すると、血管がやわらかくなり、静脈瘤が発生しやすくなります。

遺伝も見逃せない要因です。親族に下肢静脈瘤を発症した方がおられると、発生する頻度が高くなります。

一日のほとんどを立ちっぱなしで過ごす「立ち仕事」をしている人にも多く発症します。教師、美容師、調理師、看護師、客室乗務員などには、下肢静脈瘤の方が多くみられます。

同じ状態での座りっぱなしも、発症の原因になります。エコノミークラス症候群の患者様は、後遺症として下肢静脈瘤になりやすいこと

もわかっています。

また、高身長で脚の長い方、マラソンランナーなども下肢静脈瘤の発症頻度が高いようです。

血液還流が正常に働かなくなる原因は？

長時間座ったままでいると、筋肉のポンプ作用が働かないため、下肢の静脈が鬱滞（停滞）状態になり、それに水分不足が重なると血液粘度の上昇がおこり、それが引き金になって血のかたまり（血栓）ができ、血管壁に付着することがあります。

飛行機が目的地に着陸し席を立つと、脚の静脈に付着していた血栓が剥がれ、静脈流に乗って肺にとび、肺の血管を詰まらせたり（急性肺動脈血栓塞栓症）、まれに脳にまでとんで血管を閉塞させたり（脳塞栓）、心臓の血管を閉塞させたり（急性心筋梗塞）することがあります。

これら一連の症候はエコノミークラス症候群とよばれ、急死することもありますが、助かっても後遺症が残ることがあります。その後遺症として下肢静脈瘤が発生する場合もあります。

なお血液還流が正常に働いていない原因としては、次の4つが考えられます。

① 下肢の筋肉が衰えている
② 呼吸が浅いため、胸腔内の陰圧状態が不十分

③　血液粘度が濃い（いわゆるドロドロ血液）
④　血管硬度が落ちている（柔らかい）

「血管硬度が落ちている」というのは、血管が柔らかくなっているということです。血管が硬くなるのが動脈硬化ですから、血管硬度が落ちることは、良いことのように思われがちですが、**血液還流の観点からは、血管（静脈）が柔らかすぎるのは良くないのです。**

女性ホルモンの一つ黄体ホルモンが増加すると、血管は柔らかくなり、膨らみやすくなります。

30歳以上の男女の62%に認められるという報告もあります

下肢静脈瘤は、近年、認知度は高くなってきましたが、皆に正しく理解されているとは言い難い血管疾患です。

まず発症件数ですが、決して少ないものではありません。40歳以上の女性では全体の約10%にあたる人に明らかな静脈瘤が認められるという報告が多いようです。症状が軽いものまで含めると、30歳以上の男女では62%もの人に静脈瘤が認められたという報告もあります。

15歳以上の男女……43%
30歳以上の男女……62%

症状として一番知られているのが、血管がミミズのように浮き出ている状態です。見た目が悪く、他人から気持ち悪がられることから、治療に訪れる患者様のほとんどは、この見た目の問題の解消を目的と

第1章　下肢静脈瘤は治る病気です

されています。しかし、あまり知られてはいませんが、「下肢静脈瘤」が原因の症状は実に多様です。

「放っておいたら治った」ということはありますか？

　下肢静脈瘤を発症してしまった場合、そのまま放っておいても、自然に治るということは、基本的にはありません。血管が自然に血栓で詰まって、逆流が消失して静脈瘤が改善することが極めてまれにありますが、下肢静脈瘤は通常徐々に悪化します。
　下肢静脈瘤は、静脈血管内にある血流の逆流を防ぐための弁が壊れてしまったために起こる血管疾患です。加齢によって発症頻度が高くなります。
　そのまま放って置いた場合、それぞれ進行の度合いも違い、個人差もありますが、悪化することは確かです。専門医による治療を受けなければ、根治することはもちろんのこと改善することはありません。
　「下肢静脈瘤」は、進行性疾患で日帰り治療が可能な疾患ですので、ご自分の脚に不安がある方は、早めに専門医にご相談されることをお勧めします。

脚を切断することになったり、命を落としたりしますか？

　下肢静脈瘤は、自然に治ることはなく、一度発症してしまうと、ど

んどん進行していってしまいます。進行の度合いは比較的ゆっくりです。しかし、美容師、看護師、調理師、客室乗務員のように一日中立ちっぱなしの仕事に従事されている方は、進行のペースは速いようです。加齢によって血管が弱くなりますので、加齢とともに進行ペースも加速していくようです。

　下肢静脈瘤を発症したとしても、直接命にかかわるようなことはありません。そのため、症状があっても放置されることが多いというのが実情です。放置されることにより、下肢静脈瘤が重症化すると、皮膚に潰瘍が生じて治りにくくなったり、ひどい皮膚疾患をおこしたりします。

　それでも、脚が壊死を起こしたり、切断しなければならないということはありません。

　血液のかたまり（血栓）が肺動脈を塞ぎ、深刻な状況を引き起こす肺塞栓症について、下肢静脈瘤が直接影響を与える場合もありえますが、それはごく稀なケースです。ただし、下肢静脈瘤にかかっている人は、深部静脈に負担がかかり、そこに血栓ができやすいという報告もあります。

　その血栓が肺動脈を詰まらせてしまうのが、いわゆるエコノミークラス症候群です。下肢静脈瘤は、その間接的な原因にもなり得ることがあります。

　そうならないためには、普段から適度な水分補給を行い適度な運動をすることが大切です。エコノミークラス症候群は、飛行機のエコノ

ミークラスのような狭いところで長時間同じ姿勢をとり続けることによって起きることから、この名がつきました。

エコノミークラス症候群は、正式な疾患の名称ではありませんが、長時間同じ姿勢をとり続け、そのあと急に行動をすると起こりやすいので、そのようなことがないように日頃から注意することが重要です。

下肢静脈瘤の原因は、何でしょうか？

私たちの体を維持するために必要な栄養や酸素は、血液が体中に張り巡らされた血管を循環して運んでくれています。

心臓が拍動することで、動脈に送り出された血液は静脈を通って心臓へと戻されます。いったん脚まで送られた血液が心臓に戻るときは、重力に逆らうことになります。

心臓から脚へと血液が送られるときは、心臓が拍動して血液を送り出しています。その血液が脚から心臓へと戻るときには、心臓の拍動は役に立ちません。そのうえ下から上へと、重力に逆らって、血液が戻されるのです。

どのようにすれば、そのようなことができるのでしょうか。

そのことを主役として行っているのは、ふくらはぎの筋力です。ふくらはぎの筋力がポンプの役割をして、静脈血を心臓へと押し戻しているのです。ふくらはぎの筋肉が第二の心臓と呼ばれる所以です。

ふくらはぎの筋力が、ポンプの役割をして静脈血を心臓へと押し戻

していますが、常に同じ力で静脈血を押し戻しているわけではありません。押し戻した後、ひと休みすることがあり、そのときには静脈血は重力により脚の方へと下がります。

　それを防ぐのが、下肢の静脈についている逆流防止弁です。この逆流防止弁がないと、下肢の静脈の中を血液が逆流してしまうことになります。

　実際にこの逆流防止弁が壊れてしまうと、静脈内の血液が上から下へと逆流し、その壊れた逆流防止弁の下の方の血液が滞留し、静脈内の圧が上がってしまいます。そのために、比較的伸びやすい静脈が膨らみます。こうして下肢静脈瘤が引き起こされます。

　「下肢静脈瘤は、血液還流が正常に働かなくなることで発生する」と言われていますが、具体的には以上のようなことが起きているわけです。

　原因を整理すると、以下のようになります。①〜③については、改善することが有効な予防にもなります。

①下肢の筋肉が衰えている
→適度な運動を習慣づける
②呼吸が浅いため、胸腔内の陰圧状態が不十分である
→深呼吸を励行する
③血液粘度が濃い（いわゆるドロドロ血液）
→脱水にならないよう十分に水分を補給する

④血管硬度が柔らかく、瘤ができやすい状態にある
女性ホルモンバランスの異常が原因の一つと考えられる

　そのほか、女性特有の原因もあります。妊娠や出産を機に、下肢静脈瘤を発症される方も少なくありません。第一子よりも第二子、第三子と、出産経験の多い方のほうが発症率は高いようです。
　遺伝的な原因もあるようです。親族に静脈瘤を持っている方がいらっしゃると、いらっしゃらない方よりも、下肢静脈瘤が発生しやすいということがわかっています。

脚の付け根と膝の裏の弁が壊れやすい

　血液の逆流を防ぐ弁の中で、壊れやすいのは、表在静脈が深部静脈に合流する部分で、特に脚の付け根と膝の裏の合流点です。
　下肢の表在静脈には、2つの系統があります。1つは、足首の内側から下肢、太股の内側を通って鼠径部（股の付け根の内側）で、深部の大腿静脈に合流する大伏在静脈です。もう1つは、踵の外側からふくらはぎの真ん中を通って、膝の裏で深部の膝窩静脈に合流する小伏在静脈です。これら2つの静脈は、多くの枝によってつながっています。
　人が立った状態でじっとしているときには、筋肉ポンプはあまりはたらきません。そのときは、脚の静脈の血液が心臓に向かって昇って

いくスピードは遅くなります。しかし、動脈を通って心臓から送られてくる血液は一定です。そのため、脚に多くの血液が溜まることになります（血液の鬱滞）。

正常肢と下肢静脈瘤肢の静脈の流れと静脈弁のちがい

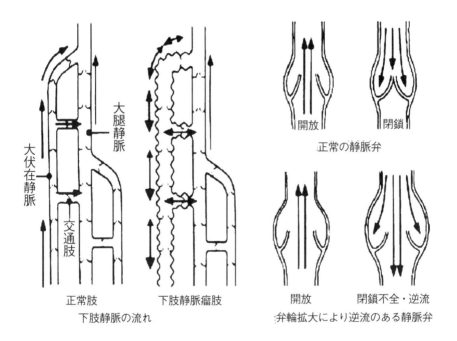

正常肢　　下肢静脈瘤肢
下肢静脈の流れ

正常の静脈弁

弁輪拡大により逆流のある静脈弁

　すると、静脈内の圧が上昇し、静脈も逆流防止弁も押し広げられ、負担が増えます。負担が度重なり激しくなると、弁は負担に耐えきれず、2枚の弁のあいだに隙間ができ、血液の逆流が起こります。それが、さらに進むと弁は完全に壊れてしまい、逆流防止の機能を果たさ

なくなります（弁不全）。

そうなると、血液は大量に逆流して、脚の下のほうに溜まり、静脈瘤が作られてしまうのです。

自分でできる予防方法はありますか？

下肢静脈瘤が発症してしまうと、病院で治療する以外に改善する方法はありません。しかし、下肢静脈瘤が発症する前であれば、自分でできる予防方法はあります。

自分で着脱できる「弾性ストッキング」は、血流の循環をサポートし、逆流弁にかかる負担を減らし、静脈瘤の発症を予防するのに効果的なストッキングです。「弾性ストッキング」は、病院での治療後のケアにも利用されています。

最も重要な予防法は、下肢の血流を心臓に戻す際に必要な駆動力を高めることです。その駆動力はふくらはぎの筋肉ポンプ作用や、横隔膜の上下運動による胸腔内の陰圧化によって得られます。すなわち、ウオーキングや深呼吸の励行を日々行うことが予防に繋がります。特に水中歩行は、水圧の圧迫効果や浮力により血液を運ぶ負荷が軽減するなど、下肢静脈瘤発症予防の観点からは理想的な環境での有効な運動であると言えます。

フットバスでの足浴や半身浴なども、全身の血流を良くして静脈還流の改善にもなり、下肢静脈瘤の予防効果はあるでしょう。

サプリメントや漢方薬を含めて、飲み薬で下肢静脈瘤が治ったという報告は、現在のところありません。下肢静脈瘤を治すためには、病院で検査を受け、適切な治療をおこなう必要があります。

下肢静脈瘤が発症する前の予防については、サプリメントや内服薬の服用が、一つの方法ではないかという意見はあります。ドロドロ血液を改善し、血流を良くするサプリメントや内服薬を服用すればよいというのです。しかし、これは科学的に証明されているわけではなく、ご自身の症状に応じて期待される効果が異なりますので、予防目的にサプリメントや内服薬の服用を希望される方は、医師とよく相談してください。

一度治っても、再発することはないのでしょうか？

下肢静脈瘤は、静脈血の逆流を防ぐ弁が壊れることによって発症する病気（血管疾患）で、適切な治療によって治すことができます。

静脈瘤が根治しても、体内にはたくさんの静脈が走っているため、別の静脈で、また静脈瘤が発生することはあります。静脈瘤を治療しても、治療をしていないほかの部位に静脈瘤が発生してしまうことはあるのです。

しかし、下肢静脈瘤が主として発症する部位や血管は決まっていて、適切な治療を行えば、たとえ再発したとしても局所の小さな範囲で済み簡単な補助治療で対処できます。

下肢静脈瘤の治療には、ストリッピング手術や血管内レーザー焼灼術などがあるのですが、その時のその患者様の症状に合わせた適切な治療が行われなかったとき、新たな静脈瘤ができる可能性は大きくなると言われています。

いずれにしても再発の可能性はゼロではないので、治療後も日常生活における下肢静脈瘤の予防が重要です。

病院ではどのような治療をするのですか?

血管外科や下肢静脈瘤を専門に取り扱う病院でおこなっている治療には、大きくわけると、次の5種類があります。

圧迫療法

硬化療法

高位結紮 (けっさつ) 術

ストリッピング手術

血管内治療（レーザー焼灼術、高周波焼灼術）

これらのなかで、過去に最も多く行われていた治療法は、弁の壊れた静脈を引き抜いてしまう「ストリッピング手術」です。

「ストリッピング手術」は、外科手術ですので、従来は1〜2週間の入院治療が必要でした。現在では、麻酔薬や手術技術の向上により、日帰り手術が可能となっています。

この手術法と並んで、近年急激に増えてきたのが、「血管内レーザー

焼灼術」です。「血管内レーザー焼灼術」は、他の治療法に比べて、体にダメージが少なく、ストリッピング手術で問題となる血管新生による再発のリスクがないので、より優れた治療法と言えます。血管径の大きいものには対処できない場合があると考えられていますが、昨今、レーザー波長が適正化され、レーザーファイバーも改良されてきたため、以前はストリッピングでなければ治療できないと判断されていた静脈瘤にも、問題なく対応できるようになってきました。

　そして、血管内治療の一つとしてレーザーに加えて高周波（ラジオ波/RF）も保険治療のラインアップに加わり、下肢静脈瘤の低侵襲治療は発展の一途をたどっています。

　伏在静脈瘤のような太いものだけでなく、網目状・クモの巣状静脈瘤などの細い静脈瘤の治療には、フォーム硬化療法や体外照射タイプのレーザーで治療することが可能です。ただし、これらの小さな静脈瘤に対応する医療機関は少ないようです。

第1章　下肢静脈瘤は治る病気です

◆下肢静脈瘤の症状CHECK!◆

どのような症状がありますか?

　最もわかりやすく、最も問題視される症状は、「脚の静脈が太く浮き出る」「血管が瘤のように膨らんで、ボコボコとした状態になる」という特徴的な外見です。「下肢静脈瘤」になると、そのほかにも以下のような症状が現れることがあります。

　　脚のだるさや疲れを、慢性的に感じるようになる
　　強いむくみやこむら返りを起こしやすくなる
　　慢性的に膝から下の皮膚がかゆい
　　脚の湿疹が治らない
　　脚のシミや色素沈着がめだつ
　　脚に潰瘍ができる

　「脚の静脈が太く浮き出る」「血管が瘤のように膨らんでボコボコとした状態になる」という症状が明らかではなくても、血行がわるくなったために、こむら返りを起こしたり、むくみ、だるさなどを感じるようになることもあります。
　脚の疲れ、むくみ、脚のつり（こむら返り）は、下肢静脈瘤の代表的な症状ですが、下肢静脈瘤が原因でこれらの症状が生じていることに

気づいていない場合が意外に多いようです。

　下肢静脈瘤には、そのほかにも次のような症状があります。

　下腿疼痛、しびれ、冷感、血栓性血管炎、
　脂肪皮膚硬化症、活動性潰瘍

　これらも、静脈の血流が逆流して血液が下腿に貯留（鬱滞）していることから発生します。これらの症状は、軽度から高度に重症化したものと言えます。

紛らわしく誤解されやすい症状

　脚が疲れる、むくむ、つりやすい、しびれる、痛いなどの症状があると、下肢静脈瘤だと決めてよいわけではもちろんありません。それらの症状は、次のように別の病気でもみられます。

　腰椎椎間板ヘルニア……椎間板が本来おさまっているところからはみ出して、神経が刺激されることにより、しびれや痛みといった症状が脚に発生します。両脚が同時に症状を発生することは少なく、通常は片側のみの症状になります。

　閉塞性動脈硬化症……動脈硬化により脚の動脈が狭くなったり、

塞がったりすることで、末端組織の血行が悪くなり、しびれや冷え、脚のつりや痛み、などの症状が発症します。

　リンパ管炎……リンパの流れが悪くなることにより、下肢がむくみ、下肢の発熱、痛みが発生したりなど、下肢静脈瘤に似た症状が現れます。

　結節性紅斑……何もしなくても痛みを伴う紅斑が、下肢に多発し、圧痛や倦怠感といった症状があります。

　慢性湿疹……皮膚に発疹が現れ、皮膚が厚ぼったくなったり、肌の色が汚い褐色になったりします。痒みも伴うことが多いようです。

　慢性色素性紫斑……比較的まれな症例ですが、かゆみ、色素沈着、炎症などといった症状が、下肢に出やすい特徴があります。

　リベド血管炎……隆起はしませんが、下肢に網目状などの皮斑が生じ、痛みや潰瘍を伴い得ます。

　下腿筋膜ヘルニア……脆弱になってしまった脚の筋膜（下腿筋膜）の内部が、瘤状に張り出すため、見た目が下肢静脈瘤と、よく似た状態になることがあります。

皮膚潰瘍……長時間の立ち仕事の方に多く、下記の慢性静脈不全症と呼ばれる血行不全により、静脈瘤がなくても、皮膚硬化や色素沈着が起こり、悪化すると潰瘍を引き起こします。

慢性静脈不全症……下腿の筋力低下などにより、静脈の還流障害が慢性化して、下肢に血液が鬱滞することによっておこり、症状は、下肢の腫れ、むくみ、痛み、しこり、湿疹、潰瘍、色素沈着など様々です。深部静脈血栓症の後遺症で静脈に狭窄が残ったり、バイパスとして新たに作られた血管が逆流をおこしたりすることも原因になります。

深部静脈血栓症……いわゆるエコノミークラス症候群として注目を集めている症状です。肺梗塞や脳梗塞の原因になり得ます。静脈血栓症は全身の深部などの、どの静脈にも起こり得ますが、その中でも下腿・大腿・骨盤内などの深部静脈で発症することが多いと言えます。

先天性静脈瘤……下肢静脈瘤は、成人以降の発症がほとんどですが、子供の頃からあざや表在静脈が目立つ先天性静脈瘤の方もいます。先天性静脈瘤は、逆流圧が一般的には非常に強く、破たんする血管が複雑に発生し治療に難渋することが多いようです。ただし、必ず遺伝するものではありません。

◆下肢静脈瘤の改善例◆

大伏在静脈瘤

　下肢の静脈は深部静脈系と表在静脈系に分けられ、下肢の血流のほとんどは深部静脈を介して心臓に戻ります。下肢の血行の一割くらいを担う表在静脈が静脈瘤をつくります。脚にある表在静脈の中で、最も高頻度に静脈瘤を形成するのが、大伏在静脈です。

　大伏在静脈は足首の内側から上行して、脚の付け根で深部静脈に合流する表在静脈です。その本幹および主要分枝に発生するのが、大伏在静脈瘤です。大伏在静脈瘤は下腿から大腿部内側、下腿の外側、大腿部の背側によく発生します。

　大伏在静脈は血管内治療（レーザー、高周波）や硬化療法で対応します。手術（施術）後、3〜12カ月で肉眼的に改善し、見た目が気にならなくなります。

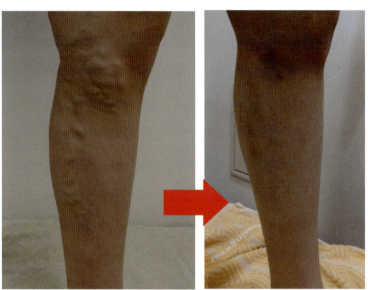

35歳女性　大伏在静脈瘤、術前　術後6ヶ月

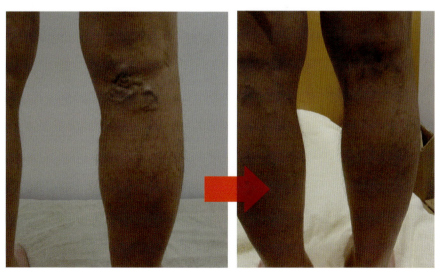

41歳女性　大伏在静脈瘤、術前　術後3ヶ月

第1章　下肢静脈瘤は治る病気です

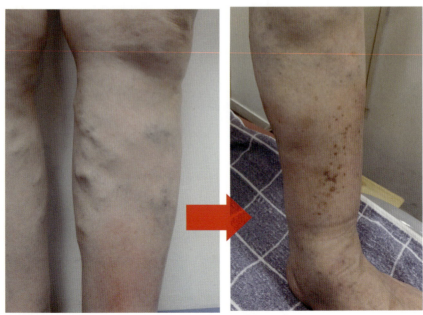

61歳女性　大伏在静脈瘤、術前　　術後6ヶ月

68歳女性　術前　　　　　　　　術後3ヶ月

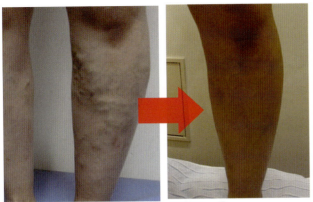

51歳女性　術前　　　　　術後3ヶ月

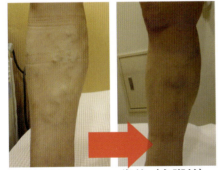
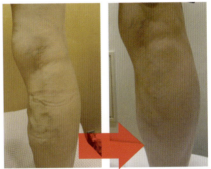

61歳女性　　　　術後（右脚前）　同術前（右脚後）　同術後（右脚後）
術前（右脚前）

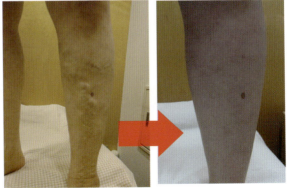

69歳女性　術前　　　　　術後3ヶ月

第1章　下肢静脈瘤は治る病気です

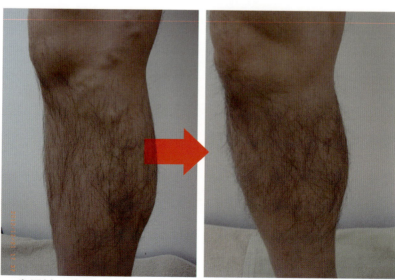

60歳男性　術前　　　　　　　術後6ヶ月

44歳男性　術前　　　　　　　術後3ヶ月

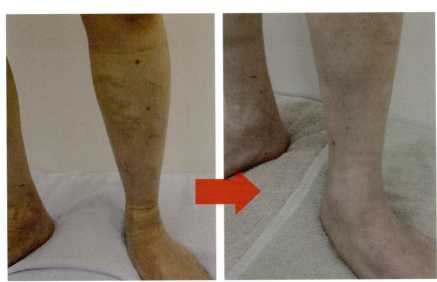

67歳男性　術前　　　　　　術後6ヶ月

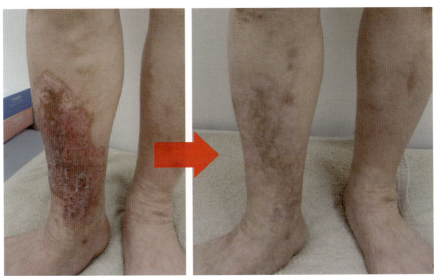

69歳女性　術前　　　　　　術後6ヶ月

第1章　下肢静脈瘤は治る病気です

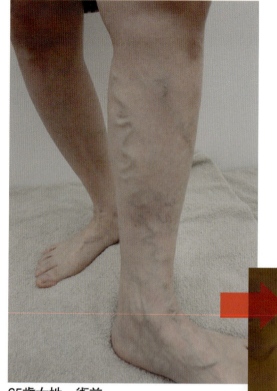

65歳女性　術前

術後3ヶ月

小伏在静脈瘤

　小伏在静脈瘤は、大伏在静脈瘤に次いでよく見られる静脈瘤です。小伏在静脈は、アキレス腱の外側から上行して、膝の裏で深部静脈に合流する表在静脈です。症状は大伏在静脈瘤と同様ですが、足首の後ろや膝の後ろによく発生します。

　血管内治療（レーザー、高周波）や硬化療法で対応します。手術（施術）後、3～12カ月で肉眼的に改善し、見た目が気にならなくなります。

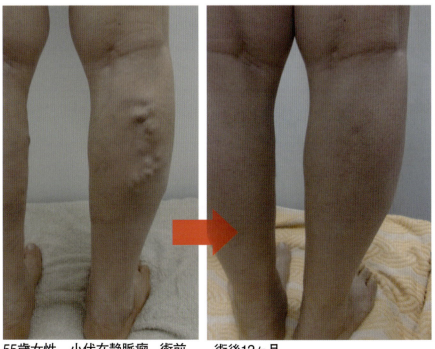

55歳女性　小伏在静脈瘤、術前　　術後12ヶ月

第1章　下肢静脈瘤は治る病気です

54歳男性　術前　　　　　　術後12ヶ月

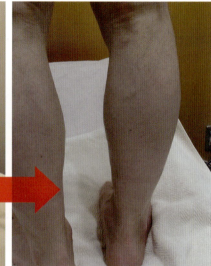

39歳女性　術前

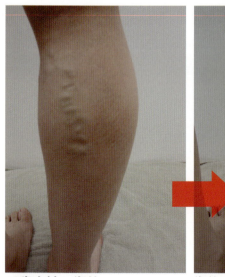

術後12ヶ月

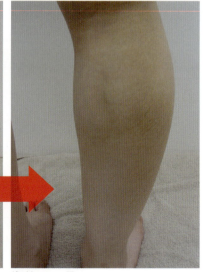

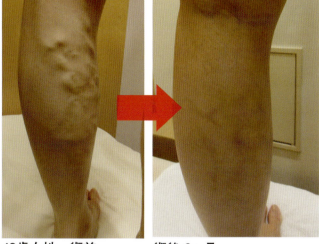

49歳女性　術前　　　　術後 6ヶ月

大小伏在静脈瘤

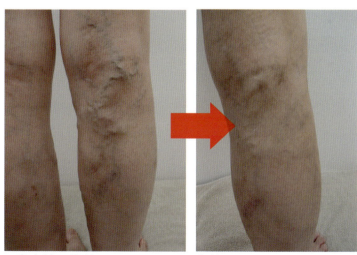

65歳女性　術前　　　　術後12ヶ月

側枝静脈瘤（分枝静脈瘤）

　伏在静脈本幹から枝分かれした静脈が拡張してできたものです。主に膝から下の部分に見られ孤立性のことがあります。伏在静脈瘤よりやや細いのが特徴です。

　側枝静脈瘤や陰部静脈瘤は、硬化療法（フォーム硬化療法）で対応します。施術後6～12ヶ月で見た目が殆ど気にならなくなります。

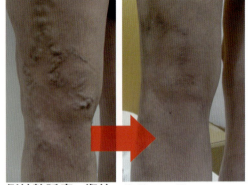

側枝静脈瘤、術前　　術後6ヶ月

陰部静脈瘤

　卵巣や子宮周囲の静脈から逆流してきた血液により作られる静脈瘤です。

　そのため、月経時などで卵巣や子宮への血行が増えると症状が強くなります。ボコボコとした蛇行血管が、脚の付け根から太ももの裏側を斜めに走って下腿まで広がる場合は、陰部静脈瘤の疑いがあります。施行後6～12ヵ月で見た目が殆ど気にならなくなります。

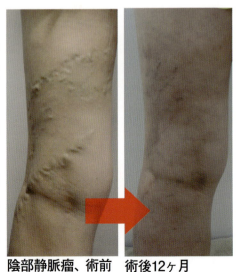

陰部静脈瘤、術前　　術後12ヶ月

網目状静脈瘤

　網目状静脈瘤は、細い皮下静脈（径2〜3mm）が網目状に広がっている静脈瘤です。網目状静脈瘤は、伏在静脈瘤のようなボコボコとした盛り上がりはありません。

　網目静脈瘤は対外照射タイプのレーザーで対応します。通常は1〜2ヶ月の間隔をあけて3回くらいの施術が必要となります。

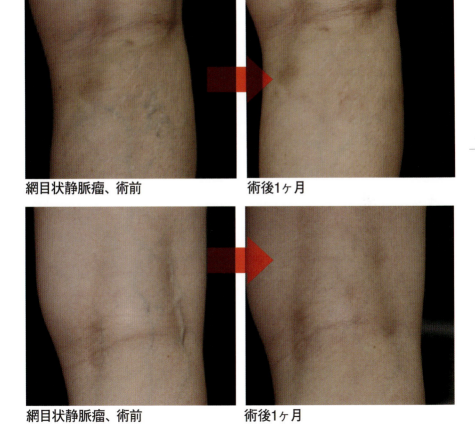

網目状静脈瘤、術前　　　術後1ヶ月

網目状静脈瘤、術前　　　術後1ヶ月

第1章 下肢静脈瘤は治る病気です

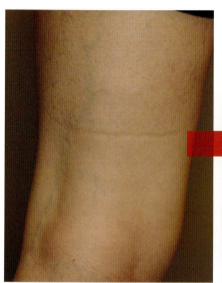

網目状静脈瘤、術前 　　　　　術後3ヶ月

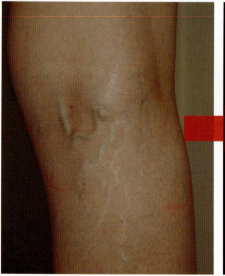
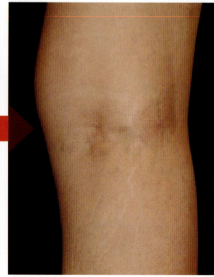

網目状静脈瘤、術前 　　　　　術後2ヶ月

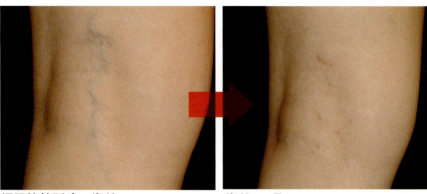

網目状静脈瘤、術前　　　　　術後1ヶ月

クモの巣状静脈瘤

　クモの巣状静脈瘤は、網目状静脈瘤より細い真皮内静脈瘤（径0.1〜1mm）です。クモの巣状静脈瘤も、伏在静脈瘤のようなボコボコとした盛り上がりはありません。

　クモの巣状静脈瘤は、対外照射タイプのレーザーで対応します。通常は1〜2ヶ月の間隔をあけて3回くらい施術が必要となります。

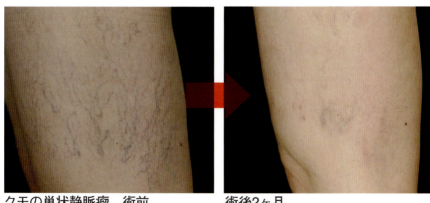

クモの巣状静脈瘤　術前　　　　術後2ヶ月

第1章　下肢静脈瘤は治る病気です

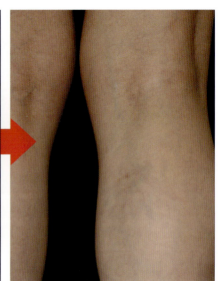

クモの巣状静脈瘤 術前　　　　術後4ヶ月

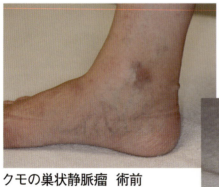

クモの巣状静脈瘤 術前

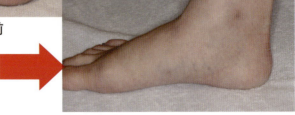

術後2ヶ月

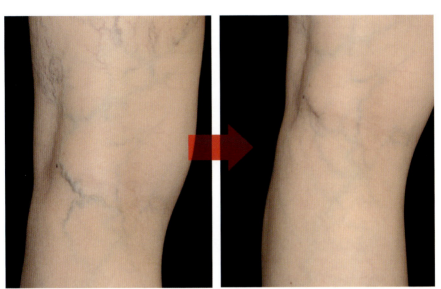

クモの巣状静脈瘤 術前　　　術後2ヶ月

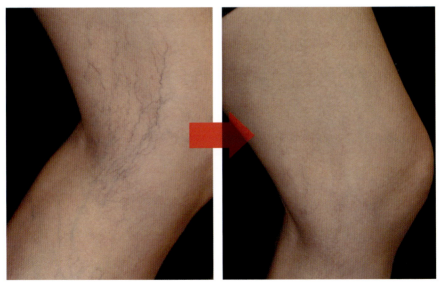

クモの巣状静脈瘤 術前　　　術後6ヶ月

◆下肢静脈瘤の検査方法◆

　専門医の元へ行くと、どのような検査をおこなって下肢静脈瘤を診断するのでしょうか。最近の下肢静脈瘤の検査は痛みを伴うことはまずありませんが、ここではドップラー血流計、カラードップラーエコー検査、容積脈波検査など、医師が行う専門的な検査方法について紹介・解説します。

下肢静脈瘤の調べ方1：ドップラー血流計

　救急車などが近付くとサイレンの音がだんだん高くなり、遠ざかっていくとだんだん低くなるこの現象を、「ドップラー現象」と言います。そのドップラー現象を応用し、血液の逆流を調べるための機器が、「ドップラー血流計」です。

　「ドップラー血流計」は、赤血球に超音波をあてて、血液の流速の変化を音としてあらわし、その音の変化によって、血管内で逆流が起きているかどうかを調べます。

　具体的には、万年筆より少し太い「プローベ」という器具を、皮膚の上から血管にあてます。その後、ふくらはぎを手でつかむように圧迫すると、血液が上に押し上げられて、ザッという短い音がします。

　次に手を離して圧迫を解くと、血液の逆流が起こっていなければ、音はしません。逆流があったときは、ザーッという長い音がします。

下肢静脈瘤の調べ方2：カラードップラーエコー検査

　カラードップラーエコー検査は、エコー（超音波）を利用して、血液の流れをカラーの画面で表示するものです。そのことにより、異常が視覚的にわかります。内臓の検査に使われるエコー検査と同等です。

　具体的には、プローベを皮膚の上から血管にあてるところまでは、ドップラー血流計と変わりません。

　カラードップラーエコー検査では、画像で血管の短軸像（輪切りの状態）と長軸像（縦に切った状態）を観察することができます。そのうえ、血液の流れを色分けして表示することもできます。そして、色分けのみではなく、音や波形でも逆流の有無を表現し得ます。

　その他にも、血管の内径を測ったり、血流の流速を測定したりすることもできます。

　画像で記録に残すことができ、ほとんど全ての下肢静脈瘤の診断はこの検査のみで可能です。

下肢静脈瘤の調べ方3：容積脈波検査

　血液の逆流を調べるのが、ドップラー血流計、カラードップラーエコー検査です。

　「容積脈波検査」は、脚の静脈の機能を詳しく調べる検査です。

　検査方法は、脚に、マンシェットという空気で膨らませるカバーを

巻きます。そして、つま先立ち運動をしてもらいます。そのことにより、脚の静脈の容積がわかります。

脚の運動による容積変化を調べることで、筋肉のポンプ作用や血液の逆流の有無がわかります。

下肢静脈瘤の検査としては、とても簡単で短時間でできます。検査を受ける側にとっては、検査に伴う痛みや苦痛がなく、ストレスのない検査方法ですが、血液の溜まり具合はわかっても、どの部位に下肢静脈瘤が発生しているかはわかりません。

◆こんな症状は危ない！◆

むくみ、だるさ、脚の危険サイン

普段日常生活を送る中でも、下肢（人の足、脚部）に関する様々なトラブルでお悩みの方は多いかと思います。例えば、冷え・むくみ・あしがつる（こむらがえり）など。そして、これらは脚からの危険信号かもしれません。

下肢静脈瘤という言葉は聞いたことがあるけれど、どんなものか、詳しくは知らないという方が、多数いらっしゃるのではないでしょうか。また、脚に違和感があったとしても、下肢静脈瘤と関連付けて考える方は、それほど多くはないと思われます。あなたが今感じている脚の違和感は、本当に立ちっぱなしや疲労などといったことだけによる

ものでしょうか。もしかしたら、それは下肢静脈瘤が脚に潜んでいる危険信号かもしれないのです。

危険サイン1　むくみ、つる、しびれる

　私たちは日常、地球の重力の中で生活をしています。足元に向かって血液が流れるのは重力の力を利用できるので容易なのですが、足元から心臓へ向かって流れる際は重力が反作用となり、決して容易ではありません。
　通常ですと、ふくらはぎの筋肉がポンプの役割をして血液を上へ押し上げるのですが、立ちっぱなしや座りっぱなしなどが続くと、ポンプがあまり働かず、夕方に脚がむくむようになったりします。
　こうした運動不足によるむくみの他に、下肢静脈瘤が原因となってむくみなどを引き起こす場合があります。静脈の逆流防止弁が壊れたため、血液が脚に溜まり、むくみを引き起こすのです。また疲労物質も脚に溜まるため、つるといった症状も出てきます。

危険サイン2　血管が浮き出ている、できものができている

　下肢静脈瘤は、外見上で特徴がある疾患ですので、見た目をチェックすることもその発見には有用な方法といえます。脚の静脈が立体的に浮き出て、ボコボコとして、瘤のように膨らんでいる特徴があれば、

それだけで伏在静脈瘤の可能性があります。

　また、ひざ裏などを中心に、脚の表面に赤や青色の細かい血管が網目のように広がっているというような特徴があるようでしたら、網目状静脈瘤・クモの巣状静脈瘤等が発症している可能性があります。こうした外見上の特徴が顕著に見られるようであれば、一度専門病院での下肢静脈瘤検査を受けてみてください。そうすれば症状に合った治療法が提案されることでしょう。

危険サイン3　痛い、かゆい

　痛みや痒みは、下肢静脈瘤とはあまり関係がないと思われがちですが、こちらも下肢静脈瘤の重要なサインである場合があります。例えば、血液の鬱滞が進んで血管の拡張径が大きくなると、周囲の神経が圧迫されて、痛みとして感じられるようになることがあります。また鬱滞した血液が固まって、血栓性静脈炎が発症すると、皮膚が赤く熱を持って激しく痛むことがあります。静脈瘤が原因で痛みを感じることは、珍しくはないのです。

　また痒みですが、静脈瘤が発生している周りでは、血流が悪くなっているために、湿疹が起きやすく、痒みを伴います。また血流の悪くなった皮膚は、乾燥を伴うことが多く、溜まった血液から痒みを誘発するヒスタミンが放出されやすくなり、湿疹はなくても強い痒みを引き起こす場合もあります。痛みも痒みも、静脈瘤の代表的な症状です。

◆再発のおもな理由◆

　下肢静脈瘤の根治的治療がしっかりと施された方は、再発の危険性は非常に低いのですが、残念ながらまれに再発することがあります。しかし、早期に対応すれば、比較的負担のない硬化療法のみで管理できる場合もあります。
　再発の原因は、以下のように複数あります。

残存血管
　下肢静脈瘤の治療で行われる「高位結紮術（けっさつ）」において、手術後に患部である伏在静脈が残存してしまい、のちにその部分が再発という形で下肢静脈瘤を発症してしまう場合があります。これは血管内焼灼術で完治できる典型的な症状です。

新たな静脈瘤
　私たちの脚には、複数の伏在静脈やその分枝静脈が走っています。
　また不全穿通枝といって、筋膜を貫いて深部静脈から表在静脈に逆流をきたす血管が発生することもあります。そのため、下肢静脈瘤を治療した患部とは別の個所に、新たな下肢静脈瘤が発症してしまう可能性は、決して低くはありません。
　しかし、一般的には延々と新たな静脈瘤が発生し続けるわけではありません。再発直後に、硬化療法など負担が少なく適切な治療を受け

ていれば、早期にコントロールできる場合が多いと言えます。

手術刺激による血管新生

　下肢静脈瘤を発症した太い静脈に、手術治療をおこなった時、その手術刺激により、手術した部位の周囲に、細い静脈が新たにできる場合があります。これは、手術後の血管新生による再発で、血管内レーザー治療などの血管内治療の普及にともない非常に注目されるようになりました。

　元来、下肢静脈瘤に対する根治的治療として揺るぎのなかったストリッピング手術に対して、血管内レーザー焼灼術が優れている部分が示唆されたからです。すなわち**血管内治療は、外科的操作（周囲の組織の剥離や切除）を行わないので、血管新生が生じることなく、再発血管が産生されないのです**。血管新生による再発例は複雑な形態であることが多いため、治療しづらい場合があります。

不適切、不十分な治療

　下肢静脈瘤の治療をおこなった際、十分に患部を治療しきれなかった、または患部ではない別の血管を除去してしまったなど、不適切・不十分な治療がおこなわれてしまった場合、再発による弊害にとどまらず、治療前より症状が悪化してしまうケースもないとは言い切れません。

再発は弾性ストッキングで防げますか？

　弾性ストッキング（104頁参照）を着用することは、下肢静脈瘤の発

症予防に効果的ですが、弾性ストッキングにより、下肢静脈瘤を完全に防ぐことはできません。しかし、弾性ストッキング着用により、脚全体を程よい圧力で圧迫すると、静脈血の還流を助け、血液の循環をスムーズにし、逆流防止弁にかかる負担を軽減してくれます。

　そのため、弾性ストッキングは、再発を予防する上では、大変効果的なアイテムであるといえます。ただし、弾性ストッキングは、あくまでも予防対策として有効であり、静脈瘤を治すことは期待できません。さらに、装着するのが大変で、夏場の着用するのは暑くて辛いという欠点があります。

◆再発も防ぐ下肢静脈瘤予防策◆

下肢静脈瘤の再発率は

　下肢静脈瘤を治療するにあたって、皆さんが気になることの中に再発の心配があるかと思います。残念ですが下肢静脈瘤は、最初に適切な治療が施されたとしても、治療後10年以上経つと10〜20％の再発率があることが分かっています。

　静脈瘤の治療は日々進化していますが、まだ完全に再発をなくすところまでは至っていないのが現状です。ですので、10〜20％の再発を防ぐには、私たちの日頃からのセルフケアが必要になります。

予防策まとめ

　予防法として最も重要なのは、深部静脈圧が高まって表在静脈が深部静脈に合流する弁への血液圧が、高まらないようにすることです。そのために血液自体が重くならないこと、ネバネバして流れにくくならないこと、つまり、血液中の水分が枯渇して、血液の密度や粘度が大きくならないようにすることが重要です。

　またドロドロの血液にならないように、緑黄色野菜を豊富に含んだバランスの取れた食生活を心がける、感染症にかからないようにする、太り過ぎないようにすることも大切です。

　深部静脈の圧には、重力も関与します。立ちっぱなしの時間が長すぎるのも、避けるべきです。そして、下腿の筋肉ポンプが弱くならないように、ウォーキングや踵の上げ下げなどの運動を習慣づけることが、非常に重要です。

予防策のポイント

① 十分水分をとる
② 緑黄色野菜を十分に含むバランスのとれた食事をとる
③ 十分な睡眠をとる
④ 太らない
⑤ 立ちっぱなしを避ける

⑥ 適度な運動を習慣づける
⑦ 狭いところでじっとせず、脚首を回したり、背伸びをするなど、こまめに身体を動かす

予防策1　脚の血行をよくする

　心臓へ向かって流れようとする血液は、常に重力がかかり下へと引っ張られています。それを支えているのが、静脈内にある逆流防止弁です。この逆流防止弁が、血液を支えきれずに壊れてしまうことにより、静脈瘤が発症してしまいます。
　そのため、逆流防止弁に負荷がかかりすぎないように、血流を良くし、重力の負荷も軽減してあげるのが、有効な手段です。就寝時などに脚を少し高くして寝るのは、重力の悪影響を解消することになり、下肢の静脈血行改善に有効です。
　そして、起きた状態で重要なのは、毎日30分程度のウオーキングです。これにより、ふくらはぎの筋肉ポンプが働くようになり、下肢の血液を心臓に戻す駆動力が働いて、血液の環流がスムーズになります。

予防策2　弾性ストッキングを使用する

　弾性ストッキング（104頁参照）を着用することも有効です。人工的に脚全体を圧迫することで、起床時には重力に引かれて下がる血液

第1章 下肢静脈瘤は治る病気です

を強力にサポートしてくれるのです。就寝時にも適度な圧迫ストッキング着用により、筋肉ポンプが作動しない時間帯に、血液の逆流を防いでくれる効果も期待できます。

　最近では、薬局などでも弾性ストッキングが販売されていますが、医療機関で診察を受けたうえで選ばれる弾性ストッキングは、サイズや圧迫の強度を、自分の症状に合わせることができます。自分の症状にぴったりとあった正しいサイズと圧力の弾性ストッキングを、医師の指導のもとに適切に着用することにより、十分な効果を得ることができます。

予防策3　肥満を解消する

　実は下肢静脈瘤の発症には、肥満も原因の一つとされてます。一見何の関連もないようですが、これがそうでもありません。体が太り過ぎてしまうと、体内の腹圧が上がることが分かっています。そして、腹圧が上がると深部静脈の圧が高くなってしまいます。

　静脈内の圧が高くなると、当然逆流防止弁にかかる負荷も大きくなりますので、それがもとで弁が壊れ、静脈瘤を発症させることになりかねません。また、体重が増えることによって、立ちっぱなしなどの同じ姿勢を続けることによる重力の負荷は、適正体重の人に比べてとても高くなります。太り過ぎは、静脈瘤の発症リスクを大きくしてしまうので注意が必要です。

第2章

下肢静脈瘤の治療法

第2章　下肢静脈瘤の治療法

下肢静脈瘤の治療法

　下肢静脈瘤の症状の現れ方は、千差万別です。そのため治療方法も、手術療法や硬化療法、最新の血管内レーザー焼灼術など、多種多様になっています。

　患者様にとって、負担が少なく跡が残りにくい治療法が、日々研究されています。

　最近、体に負担の少ない血管内治療が急速に普及しており、レーザー治療、高周波治療など、期待できる治療を受けることができるようになってきました。

◆圧迫療法◆

　圧迫療法は、脚全体をほどよい圧で圧迫することによって、下肢静脈瘤の改善や予防を行う療法です。

　脚全体を圧迫することで、静脈の還流を助け、血液の循環をスムーズにします。脚全体の圧迫は、弾性包帯や弾性ストッキングによって行います。

　弾性ストッキングは、かなり弾性があるため、着用するのが大変ですが、セルフケアができるという利点があります。下肢静脈瘤の予防、術後対策には効果的な治療方法です。

自分でできる療法

　下肢静脈瘤は、脚の静脈から心臓へ向かって押し戻されるべき血液が、逆流を防止する弁が壊れることによって脚に溜まってしまい、血管がボコボコと膨らむことに加え、さまざまな症状を引き起こし得る血管疾患です。いったん下肢静脈瘤が発症すると、残念ながら自然治癒することは、まずありません。
　下肢静脈瘤の進行を防止したり遅らせたり、再発を予防したりするために、自分でできることには、次のようなものがあります。

　寝るときに脚を高くする
　適度な運動を習慣づける
　長時間の立ち仕事を避ける
　弾性ストッキングを着用する（＝圧迫療法）

弾性ストッキングとは

　医療用弾性ストッキングとは、伸縮性に富み、その圧により血流を助ける作用を持ったストッキングです。
　弾性ストッキングは、薬局などでも販売していますが、病院で受診し、的確なサイズと圧の弾性ストッキングを着用することで、より高い効果を得ることができます。

医療用の弾性ストッキングは、伸縮性が強く、脚全体を圧迫してくれます。そのことにより、静脈の血液の流れが助けられ、下肢静脈瘤の予防と改善に役立つばかりか、血流が滞っているために起こるとされている、脚のだるさ、むくみ、こむら返りなどにも、大きな効果を発揮します。

弾性ストッキングで下肢静脈瘤を完治させられますか？

　残念ながら、弾性ストッキングを着用することによって、下肢静脈瘤が完治することはありません。
　医療用の弾性ストッキングは、あくまでも下肢静脈瘤の予防、進行の防止、術後の再発防止などのために用いられます。
　伸縮性の強い弾性ストッキングを着用すると、脚全体を圧迫し、滞ってしまった血液の流れを助けることはできますが、根本的な原因である血管の治療まではできません。下肢静脈瘤は、静脈の還流を支える弁が壊れてしまうことにより、血液が逆流を起こし、溜まってしまっている状態なので、それを弾性ストッキング着用だけで、完治させることはできないのです。

◆硬化療法◆

硬化療法とは

　硬化療法は、患部である静脈の中に硬化剤を注射して、血管の内側の壁をくっつけたり、血管の内側を血栓で詰めてしまったりする治療法です。

　弁が壊れ、血液が逆流し、溜まっている状態になっている血管に硬化剤を注射し、皮膚の上から圧迫します。すると、患部である静脈が閉塞し、退化していきます。完全に閉塞し退化した静脈は、やがて組織に吸収されて消えてしまいます。

　この硬化療法は、注射による施術ですので、手術のような傷を残しません。体への負担が少ないのが特長です。しかし、大きい静脈瘤にはあまり有効ではなく、再発率が高いという欠点があります。

　また、炎症後の色素沈着がしつこく残ることが多いのも弱点です。さらに、有効な治療効果を得るには、担当する医師に豊富な経験と高い技術が求められます。

注射と硬化療法

　硬化剤という薬剤を、患部である血管に直接注射して、トラブルを起こしている静脈を閉塞することで退化させ、消滅させてしまうこの

第2章　下肢静脈瘤の治療法

治療法は、太い静脈瘤にはあまり有効ではなく、網目状静脈瘤、クモの巣状静脈瘤など、径が3mm以下の細い静脈瘤に適していると考えられていました。

最近はフォーム硬化療法という硬化剤を空気と混ぜて泡沫化させて行う新しい方法が普及しており、比較的大きな静脈瘤でも対応することができるようになっています。しかし、大きな静脈瘤に対する硬化療法は、血管内レーザー治療などに比べて再発率が高いといえます。

注射による施術であるため、傷などが残らず、体への負担も小さいのが特徴です。治療時間も短く、初診の際でも治療を受けることができるほど手軽ですが、治療後数週間の圧迫が必要です。

Q：注射の副作用はないのですか？

A：全くないとは言い切れません。

硬化療法は、静脈瘤となった血管に硬化剤という薬剤を注射し、血管内を閉塞することで血管を退化させ、体組織に吸収させてしまう治療法です。静脈が閉塞、退化、消滅しても、血液は他の正常な静脈を通って流れるようになるので、心配はありません。

むしろ心配なのは、硬化剤によりつくられた血栓が、静脈内を通り心臓から肺に流れてしまう可能性があることです。そのため、硬化剤の投与に関しては、経験の豊富な医師が慎重に投与量や投与部位を選

択する必要があります。

　軽症で細い静脈瘤の治療であれば、さほど問題はありませんが、重症および大きな静脈瘤の場合、硬化療法後に相当の血栓が発症して炎症が誘発されることが多く、その後、色素沈着が多かれ少なかれ必発（特定の条件のもとで症状が必ず発症する）します。

　またまれに多毛・潰瘍を発症してしまうこともあります。それらは時間はかかりますが、通常は回復します。

◆高位結紮術◆

高位結紮術とは

　下肢静脈瘤の多くは、脚のつけ根（鼠径部）の静脈の弁が壊れて、血液が逆流することによって生じます。

　高位結紮術とは、その発生源である鼠径部の深部静脈と表在静脈の合流点近くの血管を部分的に切除し（取り除き）、断端を縛って（結紮）、血液の逆流を止める治療方法です。

　局所麻酔を施した後、脚の付け根部分を切開し、患部である静脈を長さ5cmほど取り除いて、断端を縛り、静脈瘤を作っている血管を切り離します。

　切開部分の傷は数cmと小さく、局所麻酔で行うため、日帰りによる治療が可能です。

第2章　下肢静脈瘤の治療法

　しかし、高位結紮術のみの治療では、下肢静脈瘤が十分に治らなかったり、再発の危険性が非常に高かったりします。そのことが、高位結紮術のデメリットです。

　そのデメリットをできるだけ少なくし、治療成績を向上させるために、静脈を縛る場所を増やしたり硬化療法と併用したりします。しかし、それでも再発のリスクは相応にあると言わざるを得ません。

高位結紮術の利点と懸念点

　高位結紮（けっさつ）術での治療方法は、患部である静脈の上を切開し、血管を縛って切り離します。日帰りで行える負担の小さな治療で、1990年代には非常に盛んに行われていました。しかし、高位結紮術だけの治療では、完全に治らなかったり、再発率が高かったりすることは否めません。

　硬化療法との併用で再発率は下がりますが、それでも再発率は相当に認められ、高位結紮術は姑息的治療と考えられています。

Q：麻酔は怖いのですが……

A：高位結紮（けっさつ）術は、局所麻酔のみで、全身麻酔はおこないません。
　麻酔薬も日々進化を遂げていて、使用中に重篤な合併症を発症することは100％とは言えませんが、ほぼありません。

局所麻酔は、全身麻酔と違い、意識は保たれています。終了後すぐに動けますし、覚める時の不快感もありません。切開の傷は小さく、短時間で済みます。

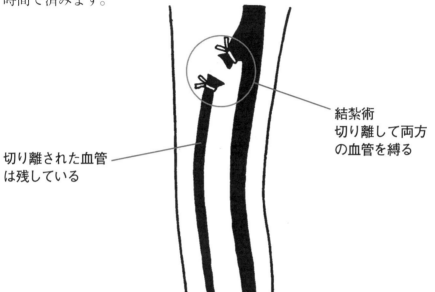

切り離された血管は残している

結紮術
切り離して両方の血管を縛る

◆ストリッピング手術◆

ストリッピング手術（静脈抜去術）とは

　ストリッピング手術は、弁の壊れた静脈を引き抜いてしまう手術です。下肢静脈瘤の最もスタンダードな根治的治療として、100年以上も前から行われてきました。
　脚の付け根と足首の2か所を切開して、悪くなった血管の中に手術

第2章　下肢静脈瘤の治療法

用ワイヤーを通します。そうして、血管と糸で結び、ワイヤーを用いて、弁の壊れた静脈を引き抜いてしまいます。

　このストリッピング手術は、下肢静脈瘤の中で、最も太い瘤を形成する伏在型静脈瘤に、標準的に行われる根治的治療法でした。

　多くは全身麻酔や、下半身麻酔（腰椎麻酔、硬膜外麻酔）で行われ、1～2週間の入院を必要としていました。その後、入院期間を短縮する医療機関が増え、4～5日の入院で治療が可能となり、さらに静脈麻酔やTLAという特殊な局所麻酔により、日帰り手術を実施するところが増えています。

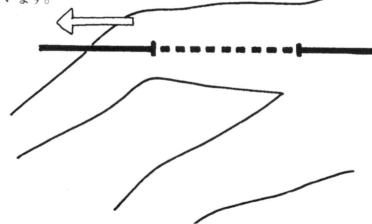

Q：再発の少ない治療法だと聞きましたが、デメリットは？

A：術後の痛みが強く、相応の出血や神経障害などの合併症の可能性があります。

　ストリッピング手術は、伏在型静脈瘤に対して、根治治療と定義さ

れ、血管内レーザー治療で対応できない大きな静脈瘤にも対応できる点で、とても有効な治療方法です。一方で、手術は全身麻酔か下半身麻酔を用いておこなうため、入院が必要不可欠というデメリットもありました。

　また、術後に痛みが生じたり、出血や神経障害などの合併症が起きたりするリスクが相応にあります。また、手術で加えられた傷の修復反応で、血管新生が起きますが、その血管新生によって静脈瘤が新たに発生してしまう再発の形が、最近では注目されています。

　現在では麻酔薬が進化し、静脈麻酔やTLA麻酔という特別な局所麻酔を行うことにより、全身麻酔に頼らず日帰りで手術が受けられるようになってきました。ただし、この日帰り手術は、まだ限られた施設でのみ行われているようです。

◆RF（高周波/ラジオ波）血管焼灼術◆

　RF血管焼灼（しょうしゃく）術は、静脈瘤の原因となる逆流血管の中にカテーテルを挿入し、高熱によって血管内腔を閉鎖して、逆流を止める治療法です。

　血管内を閉塞させるという点では、血管内レーザー焼灼術と同じであり、RF血管焼灼術も日帰り治療が可能です。

　RFは、レーザー治療より前から行われていました。しかし、逆流血管の閉塞率が低いという弱点がありました。その後、改良が加えられ、

血管の閉塞率が改善し、保険適用レーザー（980nm）と同等であることが治験で確認されたため、2014年7月から保険適用になりました。

　RFの利点は、術後疼痛が少ない点ですが、欠点は大きく2つあります。一つ目は、血管径の比較的大きなものは、レーザーに比べて閉塞率が低い可能性があることです。二つ目は、逆流部分が短い静脈瘤や不全穿通枝などへの焼灼が困難であるという点です。

　以上の欠点のため、RFはレーザーに比べて、治療できる静脈瘤の適用範囲が小さいと言えます。しかし、術後疼痛が少ない点と手術時間が保険適用の血管内レーザー治療に比べて短時間であることから、今後の普及が期待されます。

◆レーザー治療◆

レーザー治療の2つの方法

　レーザー治療は静脈に対してレーザーファイバーを挿入して治療をおこなう「血管内レーザー焼灼術」と、「体の外からレーザーを照射」する治療法の2つがあります。

　血管内レーザー焼灼術では810nm、980nm、1320nm、1470nm、2000nmの波長をもつレーザーが用いられます。おもに伏在静脈瘤のような、血管が脚の表面に浮き出てボコボコになってしまうタイプのものに適用されます。

血管内レーザー焼灼術は、次のように行われます。

逆流防止弁が壊れ、静脈血が逆流を起こし、静脈瘤となってしまった血管に極細のレーザーファイバーを挿入します。

挿入したレーザーで静脈の内側を熱で焼き、患部の血管を閉鎖させます。

塞がれた静脈部分には血液が流れなくなり、そのあと数カ月かけて繊維化していきます。

そうして、体組織に吸収されて消えてしまいます。

ストリッピング手術と同様の効果がありながら、傷口がなく、出血が少ないので身体にかかる負担が小さくてすむ治療です。

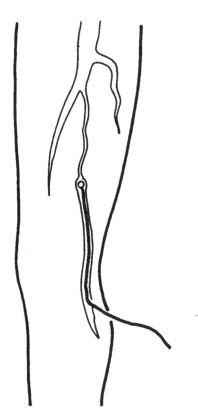

Q：レーザー治療の安全性は大丈夫ですか？

A：レーザー治療に習熟した専門医の施術であれば、問題はありません。
レーザー治療は、血管疾患の患者数が多いアメリカやヨーロッパで、1996

第2章　下肢静脈瘤の治療法

年頃より下肢静脈瘤の治療として開発され、普及してきました。この治療法は体に与えられるダメージが少なく、傷跡も目立たないので、美容的な面からも、優れていると言えるでしょう。

　下肢静脈瘤に対する血管内レーザー焼灼術が行われるようになった当初は、手術後の長期データ（10年後の経過例など）がないこともあり、この治療を行う施設は限られていました。
　しかしながら、現在では世界中で数多くの血管内レーザー焼灼術が行われ、術後10年ほどのデータも蓄積されてきており、その安全性と有効性も確認されています。

　日本でも最近この治療法を提供する医療機関が、多くなってきました。2011年から980nmのレーザーが、2014年5月には1470nmのレーザーが保険収載され、治療を受けられる機関はどんどん増えています。
　レーザー治療に対するきちんとした知識と技術を持たずに安易に施術をおこなった場合、合併症の発症や治療成績の低下に繋がってしまう可能性が大きいので、治療経験の豊富な血管外科医が担当する医療機関で治療の相談をされることをお勧めします。
　最近では、下肢静脈瘤治療を専門とする医療機関が、あたかもブームのごとく急速に増えています。インターネットなどで、誇大ともいえる情報を目にすることもあり、注意が必要です。

硬化療法→レーザー療法、硬化療法＋レーザー療法

　下肢静脈瘤の一種で、脚に発生する赤や青の細かい血管拡張を「網目状静脈瘤」「クモの巣状静脈瘤」といい、「レッグベイン」とも呼ばれています。これらの静脈瘤は、ボコボコと盛り上がる伏在型静脈瘤や側枝静脈瘤とは違い、立体的に大きくは浮き出てきません。しかし、赤や青色の細かい血管が広がり、見た目に気持ち悪いと思われる方が多いようです。

　その他にも、むくみや痛みなどの症状を伴うこともあります。こうした静脈瘤の治療には、これまでは硬化療法がおこなわれてきましたが、近年、体外照射タイプ（ロングパルスYAGレーザー）が登場してきました。ロングパルスYAGレーザーは、治療効果の高さでは定評があります。

　伏在静脈の分枝に発生する下肢静脈については、硬化療法と体外照射レーザー治療を組み合わせることによって、より効果的な治療も行われ得ます。

ロングパルスYAGレーザー（体外照射タイプ）

　体外照射タイプ（ロングパルスYAGレーザー）治療とは、下肢静脈瘤の中でも「網目状静脈瘤」「クモの巣状静脈瘤」といった径3mm未満の細かい静脈に対する治療に適した、最新の治療法です。

第2章　下肢静脈瘤の治療法

　以前はこうした細かいタイプの静脈瘤の治療には、おもに硬化療法が行われてきましたが、赤い細小血管にはほとんど効果がなく、施術後の効果沈着が長く残ることが欠点でした。

　体外照射タイプ（ロングパルスYAGレーザー）治療は、施術時間は照射範囲にもよりますが、一般的には30分～1時間程度で、終了後はすぐに帰宅することが可能です。治療の痕が目立たず、術後の通院回数も少なく、メスを入れない治療法なので、体への負担はほとんどありません。

　ロングパルスYAGレーザーは、血管の壁を変性し、収縮させる性質を持っているレーザーです。このレーザーを、一定間隔で断続的に照射（パルス照射）することで、治療部位の温度を高温にせず、血管を縮ませ、閉鎖させることができます。

　ロングパルスYAGレーザーには、1064nm、1320nmのレーザーが用いられます。レーザーが照射されると、血管壁細胞内の水分に、レーザーエネルギーが吸収され、熱変性することによって血管が閉塞されます。体に優しいこの治療は、合併症を最低限に抑えるために複数回の照射に分けて行われることが一般的です。

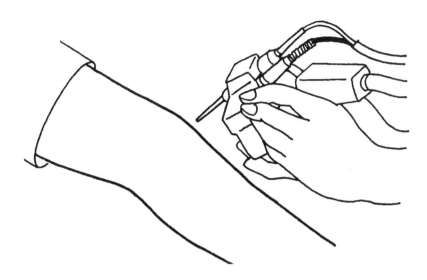

レーザー波長による組織との反応の違い

　波長が長いレーザーの方が、水分の吸収は良く、組織との反応が優れていると考えられています。現存するレーザーの中では2000nmの波長が最も長く、このレーザーによる治療は、照射熱量は最小、手術時間は最短、治療成績も良好であると言えます。
　そのうえ、通院回数が少なくて済み、回復が早いので患者様にとって最も負担が少なく効果的な治療であると言えるでしょう。
　しかし、保険適用が認められるのは現在980nm、1470nmのレーザー高周波治療器のみであり、その他のレーザーについては、保険適用の目途は立っていません。

第2章 下肢静脈瘤の治療法

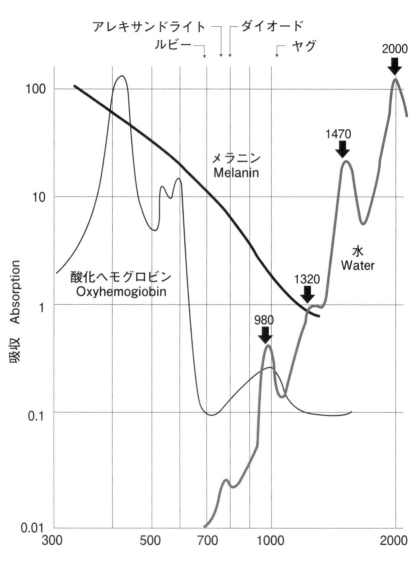

水吸収率

第3章

治療体験記

第3章　治療体験記

◆治療を体験して◆

> **スカートが、履けるようになりました**
> 50歳代　女性　埼玉県所沢

どうしてもスカートを履くことが、出来ません

　5年前、週に一度通っていたフラダンスのレッスン中、突然脚がつったことが、私が脚の異変に気付いたきっかけでした。鏡で脚を確認すると、自分のひざ裏のあたりからふくらはぎにかけて、血管がミミズ腫れのように浮き出ているのが見えました。見た目の悪さにも驚きましたが、いつからこうなっていたのかも判らず……。
　両脚をさするとチクチクとした痛みを感じ、不安は増しました。ボコボコした血管の見た目が気になるため、人前に脚を出すことができなくなってしまい、フラダンスのレッスンも休むようになりました。外出するときも、人目がどうしても気になって、脚の出るスカートではなく、ズボンスタイルが主体となりました。

治したくても、手術には恐怖心がありました。

　はじめて自分の脚の異変に気づいてから、どんどん脚に不調を感じ

るようになりました。立っているときも横になったときも、脚がだるく、常に疲労感が消えません。そのうち、毎晩のように脚がつって目が覚めるようになりました。毎日悪くなっていくような感覚がして、ようやく決心し、病院へ行こうと考えました。

ですが、どこを受診したらよいかわからず、血管が浮き出て皮膚が赤紫色になっていたことから、とりあえず皮膚科へ行ってみました。すると、「これは下肢静脈瘤という病気ですので、血管外科か専門の病院へ行くように」と言われました。

私はこの時初めて「下肢静脈瘤」という病気を知りました。家へ帰ってからさらに詳しく調べてみると、その治療には手術が必要とのこと。手術には恐怖心がありましたので、できればしたくないと思ってしまいました。

腫れが引いていくのは、長年の悩みが溶けていくようでした

しばらく様子を見ようと、そのままにしていたのですが、浮き出た血管も相変わらずそのままで、脚のむくみやだるさについては、だんだん強くなってゆき、やがて痛みを感じるようにまでなりました。落ち着くどころか進んでいく症状に、これはためらっている場合ではないと悟り、再発の危険性が少なく、しっかりと治すのに手術以外の方法はないかと調べていたところ、下肢静脈瘤の専門病院で血管内レーザー焼灼術を行っていることを知りました。

第3章　治療体験記

　これでしたら全身麻酔や入院の必要がないと分かり、やっと病院の門をたたいたのです。そこで、お医者さんから下肢静脈瘤という病気の詳しい説明を聞くことが出来ました。自分の脚も診てもらい、具体的な治療の方法についても説明してもらいました。その結果、保険適用外で治療費は高かったのですが、血管内レーザー焼灼術を受けることを最終的に決意しました。

　血管内レーザー焼灼術は、びっくりするほどあっけなく、本当に終わりなのかと、しつこく聞いてしまいました。しかし治療後は、ミミズ腫れのようだった血管も徐々に目立たなくなり、触るとまだ腫れた感じはしますが、傍目にはまったく判らないところまで回復しました。

　むくみと色素沈着も順調に薄くなっています。素脚になっても人の目を気にしなくていいのは実に5年ぶりで、長年の悩みが溶けていくようでした。今は、ずっと諦めていたスカートを履いて、外出を楽しめるようにまでなりました。

出産後に脚のことで悩むなんて
30歳代　女性　東京都渋谷区

出産の喜びも束の間、変わり果てた脚にショックを受けました

　最初の子供は女の子でしたので、2人目の時は男の子がいいなぁと思っていましたら、願ったとおり長男を授かって、家族一同大喜びを

しておりました。新生児とお姉ちゃんのお世話で、あわただしい日々を送っていた中、なぜか立ちあがる瞬間に、脚に痛みが走るようになりました。

　むくみも出て、最初は育児疲れかと思っていましたが、だんだん立っているだけでも痛みが走るようになってしまいました。しかし、やはり疲れているのだろうと深く気にせず過ごしていたのです。

　ある日、だるい脚をマッサージしていると、脚の裏側のふくらはぎのところに、ボコッとした変な感触がありました。不思議に思って見てみると、血管が浮き出て、脚がボコボコになっているではありませんか！　本当にびっくりしました。それまで、全く気付かなかったので、いつからこんな状態になっていたのかわかりませんが、出産前はそんなことはありませんでした。

思いきって行った病院で、「治る」と言われてうれしかった

　自分のボコボコした脚の状態に驚くと同時に、これが一体何なのか、その時は分からず、何かの病気なんじゃないかと、すごく不安になりました。

　そこで、長男の検診の際に、婦人科の先生に相談してみました。先生によると「これは下肢静脈瘤なので、早めに専門医を受診したら良いですよ」とのこと。出産後になる方が、他にも多くいらっしゃるそうです。その時私は、下肢静脈瘤がどんな病気なのか知りませんでしたので、

第3章　治療体験記

　不安は高まりましたが、とにかくアドバイスに従い、下肢静脈瘤専門病院を訪ねました。
　とても緊張していたので、お医者さんに、「大丈夫ですよ。下肢静脈瘤は治療で治すことができます」と言っていただいた時は、本当にうれしかったです。

日帰りでき、すぐに変わりなく生活できたので、助かりました。

　私の下肢静脈瘤は、伏在静脈瘤という種類で、治療方法としてストリッピング手術と血管内レーザー焼灼術の2種類を提示されました。
　どちらも、私のような症状の静脈瘤には適した治療法だそうです。経済的な面では、保険適用の治療法であるストリッピング手術を選択しても良かったのですが、保険適用外で出費は痛くとも、私は血管内レーザー焼灼術の方を選びました。
　その理由としては、やはり子供のことがありますので、日帰りでき、治療に時間がかからず、日常生活にすぐに戻れるというのが、私には一番でした。施術当日も緊張する私に、先生を始め病院の方がやさしくフォローしてくれ、あっという間に終わり、術後の1～2週間は、多少つっぱるような感覚はありましたが、その後は、問題なく普段通り過ごせましたので、すごく助かりました。治療後は、育児や家事をしていて、あんなにつらかった脚のだるさや痛みから解放され、子供たちとのお散歩が、今はとても楽しいです。

注釈:この体験記が書かれた時は、まだ保険適用のレーザーが採用されておらず、伏在静脈瘤に対する保険適用の根治的治療はストリッピング手術のみでした。すなわち血管内レーザー焼灼術は自費診療で受けざるを得なかったのです。

2011年には、波長980nmのレーザー、2014年5月には1470nmのレーザー、同年7月には高周波機器が、保険診療で受けられるようになっています。

あの辛さが嘘のよう、気持ちまで明るくなりました
40歳代　男性　神奈川県大和市

恐ろしい病気なんじゃないかと、毎日不安でした。

　私は飲食店に勤務しており、仕事は立ちっぱなしで行うことが多く、脚の疲れは日常的に感じていました。しかし、数年前からむくみが取れづらくなり、趣味で続けているマラソンの最中や、仕事中、就寝中など、頻繁に脚がこむら返りを起こすようになったのです。

　最初は、「年齢が上がってきたことから、以前より脚の疲れを感じるようになったのか」と思っていました。マッサージにもかかりましたが、思ったような改善は見られませんでした。

　そんな違和感が数年も続いたある日、入浴中に鏡に映った自分の脚を見て、血管が異様に浮き出ていることに気がついたのです。感じ続けていた違和感が、何か悪い病気の予兆ではないかと不安になりました。

第3章　治療体験記

先生が丁寧に説明してくれ、これなら任せられると安心しました。

　家族にも脚を見せましたが、「確かに浮き出ているけれど、男だし気にすることはないのでは」と言われてしまいました。その時は自分の取り越し苦労かとも思ったのですが、脚の辛さは依然変わらず続いており、やはりどうしても気になったので、同業の友人に相談してみました。すると、血管が浮き出ているのなら下肢静脈瘤かもしれないと言われたのです。

　下肢静脈瘤、という言葉は、なんとなく聞いたことがありましたが、どんなものかは全く知りませんでした。とにかくこの脚の不調を改善したいと、整形外科の病院を訪ねてみましたが、治療には大きな病院で、入院手術が必要とのことでした。

　それならば、仕事のこともあり、治療は断念せざるを得ないのですが、セカンドオピニオンも悪くないと、別の下肢静脈瘤の専門病院を訪ねました。受診してみると、不安がる私に対しとても丁寧に説明をしてくれて、入院しないで手術できるということなので、ここなら任せて大丈夫と、安心して治療を受けることが出来ました。

趣味のマラソンも、サポーターいらずで楽しんでいます。

　先生からは、幾つかの治療法を紹介されましたが、日帰りが可能だということでしたので、私は保険が適用されるストリッピング手術を

選択しました。術後しばらく痛みは残りましたが、それでも日常生活に支障が出るほどではありませんでした。

　現在、まだ少し血管は浮き出ていますが、あれほど悩んでいた脚のむくみはすっかり無くなりました。こむら返りはほとんどなく、以前はサポーターなしでは不安だった趣味のマラソンも、サポーターなしで楽しむことができるようになりました。脚の不調をあまり訴えなくなったので、家族もその効果に驚いており、こんなに改善されるのであれば、もっと早くに受診していれば良かったと思いました。

第3章　治療体験記

◆日帰り、エンドレーザー治療◆
開始時のご質問へのお答え

　北青山Dクリニックを設立した4年後の2004年に、エンドレーザーによる下肢静脈瘤の日帰り手術を開始しました。これは、当時としては非常に画期的な試みであり、患者様のみならずマスコミからも、多くの突っ込んだ質問が寄せられました。

　それらの質問のなかから、重要と思われるものを『脚と血管のアンチエイジング』（2006年7月刊行）に掲載しました。今読んでも大切だと思われることがずいぶん述べられているので、ここに再掲載いたします。

Q：Dクリニックでは、なぜ突然、すべての静脈瘤を日帰り手術できるようになったのでしょうか？

　静脈瘤には大きいものもあれば、大変細かいものもあります。また、大きい静脈瘤に周辺で細かいものが併発しているケースも結構あります。そういうものについては、これまでほとんど治療されずにきた、というのが実情です。硬化療法が開発されてはいましたが、径が2mmから3mm以下の網目状静脈瘤や、径が1mm以下のクモの巣状静脈瘤の微細なものを取り除くというような細かい作業をする医師は、ほと

んどいませんでした。

　そのようなところに、レーザー治療が開発され、レーザー照射によって、そうした細かい部分までをもきれいにできる治療が可能になったのです。従来の硬化治療だと、微細な静脈瘤のあるあたり全面に針を刺していき、術後は包帯をグルグル巻きにして動きも制限されていました。レーザーによる治療は、そのようなことはしないで、まるで脱毛するかのような感覚で患部をきれいにしていきます。

　ただし、網目状静脈瘤やクモの巣状静脈瘤については、体外照射タイプのロングパルスYAGレーザーで行うため、数回レーザー照射を行う必要があります（伏在静脈瘤や側枝静脈瘤の場合は、血管の中にファイバーを入れて行う1回限りのエンドレーザー治療ですみます）。

　レーザー治療は、従来の血管抜去治療にとって代わるものになることはもちろん、大きな静脈瘤に併発してできる細かい静脈瘤や、もともと細かい静脈瘤なども網羅できる、スマートで安全な治療です。

　そうしたことから、下肢静脈瘤に対するレーザー治療は、とくに注目を浴びるようになり、外科の先生ご自身が情報収集に乗り出され、私のところに直接電話やメールでなどで質問をされたり、Dクリニックの患者様から状況を聞き出されたりするケースが増えています。

　Dクリニックを開業して、ちょうど3年目になるころ、東大の先輩で手術部の部長をしている先生から、日帰り手術のノウハウを教えてくれと言われたことがありました。そこで私は、

　「ノウハウなんてありません。やるか、やらないかだけです」

第3章　治療体験記

と答えました。

　私としては、まず決意することが大切であり、決意するに足るだけの経験を積み、情報を収集し、万が一のときの対策を万全にすることだ、ということを言いたかったのですが、とっさに口をついて出たのは、そのような言葉でした。

　私のこのときの言葉を聞いた直後は、その先生はよく分からないというような顔をされましたが、やがて深意はお汲み取りいただいたようです。

　北青山に開業してから5年近く、私はずっと大きな自転車をこぐような感じでした。脚が届かないから、止まったらおしまいだというふうに自分に言い聞かせて、夢中で走ってきました。

　静脈瘤の手術自体は、一般の外科手術と比べても、けっして難しいものではありません。しかし、手がける医師はそう多くありません。またこの手術は、細かく丁寧な作業が中心になりますので、それなりの注意力や集中力は必要です。

　そのため、これを1日に何件もこなすとなれば、医師の能力、技術、スピードなども含め、違いが出ることは否めません。

　　　　　　　　　　　　　　（回答時期：2006年4月）

Q：難しい手術を数多く経験された先生が、なぜ静脈瘤のような小さな手術をされるようになったのでしょうか？

医師としての研修を終え、週末に非常勤としてさまざまな医療機関で勤務する機会がありましたが、勤務していたときは、血管外科外来を担当することが多かったこともあって、診療する疾患のほとんどが静脈瘤でした。いまでこそ静脈瘤の治療は、患者様の特殊性からみても専門性の高いものであると認識できますが、当時としては、静脈瘤の治療など誰でもやればできるといった感じでした。

　ところが手術というのは、単純なものや小さなものであればあるほど、医者のスキルの差が大きく出るものです。とくに血管の手術は、消化器のガンなどの手術に比べて、術者の技術差で経過の良し悪しがはっきりし、治療経過に大きな違いが出ます。

　それに、静脈瘤の手術は、手術の基本操作をある程度網羅しています。周囲の組織と複雑な走行をする場合がある血管を剥離し、剥離の際に切り離さざるを得ない血管断端を絹糸でしっかり結紮する、という単調な行為の繰り返しが、大きな手術においても極めて重要な作業になるからです

　私自身、ガンの治療などを多く経験させてもらい、そのなかで最終的に血管外科を専攻したのは、外科医としてのスキルの求められる部分が大きいと感じたからではないかと、今頃になって気付く部分もあります。外科医のスキルとは、手先の器用さもさることながら、技術と瞬時の的確な判断です。出血を起こすなど予期せぬトラブルが起きたり、容態が急変したりするシーンで、いかに的確に対応するかということはきわめて重要であり、文字どおり生死を決する判断なのです。

第3章　治療体験記

　ただし、静脈瘤の場合は、相手はあくまでも静脈ですから、少々出血が多量でも、落ち着いていれば、大変な事態にまで進行することはまずありません。しかし、動脈の大損傷などということになれば、あれよあれよという間に大量の血液が流れ出し、致命症にもなりかねないのです。

　そのように、私が血管外科を選んだのは、大腸や胃というように細分化されるなかで、スキルとして比較的レベルの高いものを求められる血管の治療を専門にしてみようと思ったからなのです。

（回答時期：２００３年１１月）

Q：日帰り手術、予防医学、アンチエイジングの３つが、なぜ１つのクリニックのなかで並存しているのでしょうか？

　クリニックが患者様に提供できる医療には、診断と治療の２本柱があります。そこに最近では予防という柱が加わり、「予防・診断・治療」の３本柱となりました。

　その中で私自身がクリニックで提供できるものはなにかと考えたとき、進行ガンを手術で治すことはできませんが、ガンを早期に発見することはでき、それによってガンが治る道を示すことになるわけですから、予防医学に力を注ぎたいと考えました。それが、"Daily Health Care"や"Daily Life Care"、"Daily Life Control"からとった"D"なのです。

もう１つ、付加価値の高い医療サービスも提供したいと考えました。それは、例えば難治性の進行ガンに対する医療であったり、アンチエイジングの治療であったり、生活の質を改善したり、高めたりする医療です。

　アンチエイジングというと美容的なイメージが強いのですが、本来は内科的なコントロールが必要とされるものなのです。米国では、以前からそう捉えられています。私自身も開業するときに、アンチエイジング医療についてリサーチし、科学に基づくこれからの新たな医療分野であるという情報も得たため、是非取り組んでみたいと思ったのです。

　そして、美容的治療が精神的な疾患を改善する可能性があることから、美容皮膚科"Dermatology"を軽視せずに、その分野に関してもカウンセリングや治療を行うことにしました。

　この３つの要素をもとに、Dクリニックのメニューはできあがり、それぞれのメニューの頭文字の"D"をとり、"Dクリニック"と名付けました。もちろんメインとなる柱が"Day Surgery"の"D"であるのは言うまでもありません。

　当初は、「日帰り手術を行うクリニック」ということで、"Day Surgery（デイ・サージェリー）クリニック"として登録する予定でいたのですが、渋谷保健所の担当者に、「診療行為を名前にしてはいけない。開設者の名前か、ビルの名前か、医療法人の名前にしてください」と言われ、却下されてしまいました。もっとも各自治区によって

第3章 治療体験記

規制の緩さは違うようです。したがって、これで了承される保健所もあるのかもしれません。

ともかく、そういう理由から名前を考え直し、開業する場所の"北青山"のあとに「日帰り手術ができますよ」という意味をなんとか挿入したいがために、"Day Surgery"からDだけとり、"北青山Dクリニック"としたところ、認可されたというわけです。

(回答時期：２００２年１１月)

Q：下肢静脈瘤の従来型の治療とレーザー治療では、比べ物にならないほどレーザー治療のほうが優れているということのようですが、もう少し詳しい比較をお聞かせ下さい。先生は、従来型の治療も随分おやりになっていると聞いています。

レーザー治療自体については、私は良いものであると思っていますが、最初からレーザー治療をしていたわけではありません。下肢静脈瘤については、５年近く従来型の血管を抜去する手術を、数多く行っていたのです。当時、下肢静脈瘤に特化して手術を行っている医師というのは、さほど多くはなく、その５年間の実績でいうと、おそらく私が日本でいちばん多かったでしょう。

下肢静脈瘤の日帰り手術をはじめて行ったのは、1998年でした。今でこそ、日帰り手術という言葉はよく使われるようになりましたが、当時は、ずいぶん驚かれたものです。下肢静脈瘤の日帰り根治手術を

行ったのも、日本ではおそらく私が最初だと思います。

　Dクリニックを開業する以前に、数多くの下肢静脈瘤の従来型治療、日帰り手術を行っていたわけであり、その実績を踏まえて、Dクリニックで本格的に下肢静脈瘤の日帰りレーザー治療を開始したというわけです。現在、ほかの医療機関で下肢静脈瘤のレーザー治療を専門にしている先生なども、私のところで経験を積まれた先生だということもあるのです。

　レーザー治療は、自費診療のため、従来型の治療と比べて、どうしてもコスト面で差が出ます。そのため、治療の質ではレーザー治療を勧めたいけれども、コストの問題もあるので（当時、血管内レーザー焼灼術は保険適用ではなかった）、私としては患者様の意向に添って、いずれの方法でも実施しています。治療の質ではレーザー治療のほうが優れていますが、治療の効果については、両方とも大きな違いがないと言えます。

　最近の傾向としては、レーザー治療を希望する人が、かなり増えてきています。私のところでは、従来型の血管の抜去手術も日帰りで行っていますが、他の医療機関では、今もやはり1週間から2週間の入院ですから、入院して仕事を休むという損失がないということがレーザー治療を選択する人が増えた理由の一つでしょう。

　開業当初は、静脈麻酔をして血管を抜去するという治療を、日帰

第3章　治療体験記

りで行うことから始めました。ただし、日帰りの治療といっても、やはりしばらくの間は、クリニックで休んでいただかなければなりません。なんといっても、手術によって血管を引き抜いているのです。当然、周辺の神経や細い血管がかなり犠牲になるため、出血や痛みなど、それなりのダメージがあるからです。

そのため術後の経過措置として、通院が可能な方なら翌日、4日目、7日目というように来ていただくことにしています。

しかし、遠方の方の場合はそうはいきませんので、翌日確認したあとは、1～2週間後に電話で経過を報告してもらい、確認するようにしています。

レーザー治療は、その必要さえありません。終わった途端に歩けますから、そのまま帰ることができるのです。念のため、1週間後に来て経過を見せていただくだけで大丈夫なのです。その後は、機種によっては6ヶ月後の来院のみで、まったく問題はありません。

ですから、北海道や九州あたりから飛行機で来て、即日帰るということさえ可能です。実際に、そうされている方も多数いらっしゃいます。エコノミー症候群の問題もあり、静脈瘤の治療の直後に飛行機に乗るのはよくないと考える方もいるようですが、弾性ストッキングをしっかり装着して脱水症状にならないように注意していただければ、まず問題は起こりません。

この治療は血管を抜去しない、まさに血管内治療です。血管を取らず

に血管の機能を失くしてしまうのです。その際、血管内にレーザーファイバーを入れ、中を焼いてしまいます。すると、血管が縮んで閉塞します。傷口は極めて小さくたった一ヶ所ですみます。従来の手術である血管を抜き取る場合には、最低2ヶ所か3ヶ所は、切開する必要があります。血管内レーザー焼灼術は、ほんの小さな傷口（針穴）のみですみます。血管周辺に与えるダメージも、ほとんどありません。

　レーザー治療機器を導入しているクリニックは、関東ではDクリニック以外に、※3、4カ所であり、全国規模では、名古屋と和歌山のクリニックが導入したと聞いていますが、それでもまだ10台にも届かない程度ではないでしょうか（※2006年2月現在。2014年11月では、全国100か所以上の医療機関でレーザー治療を受けることができます）。

　導入しているすべてのクリニックが、技術的にも十分に機能を発揮しているかどうかは定かではありませんが、良い治療というのは、どこで行っても結果は良いはずですし、治験を積んでいくことで成果も得られていくでしょう。

　レーザーファイバーも、脚の付け根から入れるパターンと下から入れるパターンとがあり、専門的には少し違ってきます。下から入れる方が楽なのですが、私は脚のつけ根からファイバーを入れた方をとっています（注：現在はレーザー機器の性能が高まり脚の付け根を切開することはなく、下から入れても安全かつ十分な治療効果が得られて

第3章　治療体験記

いる）。

　脚の下からファイバーを入れると、レーザー治療によってできた血栓が、中心静脈に入っていくのではないかといった不安感があります。もしも血栓が中心静脈に入ったならば、これはたいへんなことになります。アメリカのデータでは、「ない」となっていますが、まったくないとは言い切れないと、私は判断しています。

　そのため、脚の付け根からファイバーを入れ、レーザー治療をより安全で確実なものにしているわけです（注：現在はレーザーの機器の向上により、切開を入れずに下からレーザーファイバーを血管内挿入し治療しても問題なく治療が行われています）。

（回答時期：２００６年２月）

Q：Dクリニックの医療のシステムは、これまでの日本の開業医医療システムと、ずいぶん大きく異なるような印象を持ちます。それは、どのような考え方に基づいたものなのでしょうか？

　比較的若手の医師で、現場でかなり手術をこなしてきている人たちには、今なにかしら閉塞感のようなものを感じているようです。いくら頑張っても、ポストも舞台も、とくにそれまでとは違ったものが用意されることがないからです。先日も彼らと会って話したときに、「自分たちの技術を生かせるセンターのようなシステムがあればいいのに」と言っていました。

アメリカなどでは、自分の患者に手術などの措置が必要と考えた場合、センターに運び、そこで自分が責任をもって手術し、フォローアップしていくといったシステムがあります。センターでは、もちろん治癒医療を行いますから、ある程度の設備とスタッフが揃っています。
　患者様側も、インターネットなどで情報が得やすくなっていますから、自らの判断で病院なりドクターを選ぶようになってきています。「この病院のこの先生に手術をしてもらいたい」と、インターネットを使って自分で調べ、直接訪ねるわけです。
　Dクリニックを開業した２０００年に、私は患者様に呼びかけようとホームページを作ったのですが、そのとき医療コンサルティングに携わる人たちから、
　「そんなことしても意味ないよ。ホームページを作っても、そんなに集まらないから」
　などと、一斉に言われました。
　当時は、インターネットの普及も今ほどではなく、自分で納得して病院や医師を選ぶということも、一般的ではありませんでした。
　それでも私は、私たちの存在や考え方、医療手法、技術を知ってもらうには、インターネットのホームページによる情報公開が一番だと考えました。当時は確かに、さほど普及していませんでしたが、大きな可能性を感じたのです。さほどコストもかかりませんでした。
　現在、ホームページによって日帰り手術ができると知った患者様たちが、県外からも続々と来られています。これはまさにホームページ

第3章　治療体験記

の賜物で、Dクリニックはホームページ抜きには語れないとさえ思っているくらいです。

　インターネットを使って、自分の体の症状や悩みにあった医師や医療機関を選ぶ人が、今後ますます増えるに違いありません。患者様の意識の変化、あるいは進化が、若手の有能な医師の「自分たちの技術を生かせるセンターのようなシステムがあればいいのに」にという考えにつながっていくのではないかと思っています。

　Dクリニックでは、すでに若手の優秀な医師と連携を深め、難しい患者様については、診察室のすぐ隣で、呼吸器科の医師、麻酔科の医師などを集めて会議を行ない、すぐさま手術や必要な処置を行うというように、機能的な医療を実現しています。

（回答時期：２００２年11月）

質疑応答

2006年5月29日のブログでの回答に加筆

Q：痛みなどの症状は殆どありませんが、右ふくらはぎに2年ほど前から出てきて、徐々に前のすねの方に広がっています。町医者の診断で、28歳で男では珍しいと言われました。職業柄、立ち仕事というよりも座った状態が多いです。

A：28歳の男性で下肢静脈瘤になられる方は、決して珍しくはありません。立ち仕事の方に多いのは事実ですが、他の誘引で下肢静脈瘤が発生することもあります。

　そもそも下肢静脈瘤は女性のほうが多いと報告されておりますが、レーザー治療を開始してから、意外にも男性が治療を希望するケースが増えました。潜在的には男性の下肢静脈瘤の患者様も結構多い可能性があります。治療負担などから、今まで治療を躊躇しているケースが多かったのでしょうか。

第3章　治療体験記

Q：一子出産後、痛みを感じるようになり、痛みも時々だったので気になりませんでしたが、最近では毎日痛みを感じます。　目に見えてボコボコした箇所は、両脚一箇所ずつです。血管が浮き出ていない箇所も同じ痛みを感じることがあります。どこまで進行し、どういう状態になったら、手術しないといけないのでしょうか？

A：下肢静脈瘤は徐々に進行して行きます。自然に治るものでありません。症状が進行すればするほど、治療後の回復時間が長くなります。負担なく治療ができるのであれば、下肢静脈瘤の治療は他の疾患と同様、早期に行うのが良いとする考え方が広まってきています。

　見た目で症状がなくても、血管に負担がかかると痛みを感じることがあります。早めに血管外科医の診察を受けることをお勧めします。

....

Q：就眠中に、すごく脚が痛くて眠れません。つることもよくあります。早く手術をしたほうがいいのでしょうか？

A：就寝中の脚の痛みやこむらがえりは、下肢静脈瘤と関係がある場合がありますが、他の疾患（深部静脈のトラブルや整形外科的疾患など）も考慮しなければいけません。下肢静脈瘤に限らず治療が早ければ早いほど、その後の回復が速やかになります。

....

Q：下肢静脈瘤の発生を予防したり、進行を抑えたりするにはどうしたらよいのでしょうか

A：下肢静脈瘤は、徐々に増悪していきます。早い時期に適切な対応をしておく必要があります。

　下肢静脈瘤の原因となる下肢静脈の鬱滞（うったい）は、以下のようなことから発生します。
　①立ちっぱなし
　②低気圧
　③高温
　④ホルモンバランスの乱れ
　⑤遺伝的に血管が弱い
　⑥ふくらはぎなど下肢の筋肉の低下

　ふくらはぎの筋肉は、第2の心臓とも呼ばれるほど、静脈血を心臓に送り返す際に重要な働きをします。すなわち、圧迫療法や脚を高くしたりする以外にも、ふくらはぎの筋肉を衰えさせないようにする（プール歩行が有効）ことも予防に繋がるでしょう。

　下肢静脈瘤は、手術や硬化療法などを行わないで放置しておくと、徐々に増悪していきます。

　弾性ストッキングは、静脈瘤の発生を予防したり、症状の進行を食い止めたりはしますが、疾患自体を解消するものではありません。

　深部静脈血栓症が万が一ある場合は、肺梗塞など急変のリスクが

ありますが、下肢静脈瘤だけですと急変する可能性は殆どありません。

　日常的には弾性ストッキングを着用して、早めに治療をしておくことをお勧めします。

....

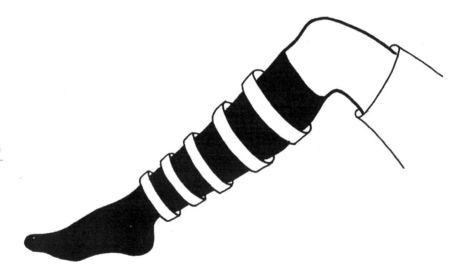

弾性ストッキング

第4章

大切な発言
～ブログより

新しいものから順に掲載します。
「前回のブログで」「すでに述べた」などについては、遡らず以降の文章をご参照下さい。

第4章　大切な発言～ブログより

インターネット情報
鵜呑みにするのは危険

インターネット情報の鵜呑みは危険①　2014年9月2日
下肢静脈瘤 / 病院 / 名医

　「名医・スーパードクター・神の手」について、以前このブログでも触れたが、これらの呼称は、誰もできない難手術を簡単にこなす医師、誰も思いつかなかった新たな治療法を発見した医師、医療技術に長けて治療成績の良好な医師、そして患者様及び医療従事者から信頼され高く評価を受けている医師などに対して、付されるべきものだろう。

　しかし、昨今、TVを含む各種メディアで「名医」という表現が軽々しく用いられるきらいがあり、名医と自称する安易な医師も散見される。

　一方、信頼できる医師を探す際に、患者様やその家族の方々は、名医というキーワードをもとに検索する傾向があるようで、本当に信頼できる医師を探したい患者様たちのニーズに、正確な情報がマッチしていない現象が生じている。

下肢静脈瘤　病院　名医　をキーワードとしてインターネットで検索すると、様々な医療機関の評価リストが表示される。その中に、病気別にベストの医師を探る情報ベースとして、時事通信社が作成したサイト『ドクターズガイド』がある。これは、医療に非常に詳しい記者が医療機関や医師を直接取材して、しっかりと情報を入手した上で編集された信頼できる情報ソースで、有難いことに下肢静脈瘤の部門で、私も取材対象となり大変光栄に感じている。

　一方で、明らかに特定の医師や医療機関に誘導することを目的とした評価根拠がないサイトや、意図的に他の医療機関を中傷している悪質なサイトも散見される。中には口コミサイトと称してご丁寧に各医療機関の評価・ランキングをしているものもある。

　毎日摂らなければいけない食事とは異なり、医療を受けることは基本的には非日常的行為なので、食べログのように医療機関や医師を評価する口コミサイトに、何人もの投稿者がいること自体不自然だ。

　それは、他の医療機関の評価を下げ、特定の医療機関を価値あるものに見せることで、受診者がその特定の医療機関に誘導されるよう意図的に演出されたものに見える。

　残念なことに、2009年、2010年にこの悪質な口コミサイトで北青山Dクリニックは低い評価の医療機関として提示された。それを目にしたときは非常に不本意であったが、すぐそのサイトは特定の医療機関に患者様を誘導するために、意図的に操作されたものであることがわ

第4章　大切な発言～ブログより

かった。

　サイト制作者に、口コミの真偽について問い合わせをしたところ、愉快犯を思わせるような回答しか得られなかった。

　北青山Dクリニックは、自分たちの診療レベルを高く維持するため、定期的に患者様の治療満足度について匿名のアンケート調査を行い、その結果を学会などで公表してきた。毎回、アンケートに答えていただいた殆どの方から、高い治療満足度の評価を頂戴し、そのたびに安堵すると同時に、気を緩めないように心掛けてきた。少数ではあるが不満を提示された方々については、その理由を吟味し診療の改善に努めてきた。

　のべ3000名以上の方に対してアンケートを実施してきたが、全体で94％前後の方から、治療に満足しているという回答を得ることができた。今後も皆様に高い満足感を得ていただけるように、質の高い医療サービスの提供に心掛けていきたい。

　先日も術後10年前後経過した方々を対象にして、治療満足度調査を実施した。結果は良好で、治療満足度は予想通り90％以上だった。

　下肢静脈瘤の日帰り根治手術を、日本で初めて考案した後、2000年から、その手術を積極的に提供し、2005年には高品質のレーザー治療を国内でいち早く導入して、以降それら最新の治療を着実に提供し続けてきた立場として、レーザー治療の術後長期経過例の方々による高い評価は、極めて貴重かつ意義のあるものと判断している。それは

国内では未だ誰も報告していない調査結果であるからだ。

　現在、血管内レーザー治療（血管内焼灼術）、ラジオ波（高周波/RF）治療など、下肢静脈瘤に対する新たな低侵襲治療の選択肢が増えてきた。患者様の状態やニーズに応じて、適切な治療を今後も提供していくと同時に、最先端の質の高い治療の開拓にも引き続き注力していきたい。

インターネット情報の鵜呑みは危険②　2014年4月5日
術後１０年経過例の治療満足度調査

　当院において、下肢静脈瘤の日帰り根治手術を受けてから、長期間経過した方の治療に対する満足度を調べるため、ダイレクトメールによる匿名のアンケート調査を実施しました。今までは、術後6カ月～1年経過例の調査が主でしたので、今回の術後8～10年以上の長期経過例を対象とした調査は、画期的なものと言えます。

　2000年10月から2003年12月まで、当院で日帰りストリッピング手術を受けられた263名の方と、2005年7月から同年12月まで、同じく日帰り血管内レーザー手術を受けられた55名の方を、対象としました。ストリッピング手術は術後10年以上、血管内レーザー手術は術後8年以上経過した方々が、対象ということになります（レーザーは波長1320nmを使用）。

第4章 大切な発言〜ブログより

　調査の結果、ストリッピング手術は80%、血管内レーザー治療は90%の方が治療に満足しているということでした。調査にご協力いただいた方々に、この場を借りてお礼申し上げます。今後も、患者様の声や満足度を重視して診療を進めていく所存です。

　毎回、満足度調査を実施するたび、自分の手術治療に対する評価が明らかになると思うと、不安と期待で一杯になります。過去に、入院下でのストリッピング手術の長期経過例の再発率は、40〜60%にも及ぶという報告があったはずですので、上記の満足度の数字は決して悪くないと自分を慰めております。

　しかし、治療後の経過で満足が得られなかった方がいらっしゃるのは事実で、そのような方々に、こちらでできるアフターケアを、積極的に実施することが大切であるとも思っています。また、満足度が得られない理由の一つに、経過に関するこちらからの情報が、患者様に十分に届いていないことがあります。

　治療が順調に経過しても、下肢静脈瘤はしつこく症状が残存することがあり、部分的に再発したように見えることもありますので、定期的なアフターケア（残存静脈瘤に対する硬化療法など）を実施することが重要です。治療の満足度の低い方々の多くは、このアフターケア、経過観察が、予定通り進められていない方々です。気になる症状が残る方は、特に定期的な診察を、術後1〜3年程度は、しっかりと受けることが肝要です。

また自覚症状がなく、順調に経過していると感じられていても、今回、調査対象となった方々は、是非一度診察にいらしていただければ幸いです。特に血管内レーザー治療の長期経過例は、国際的にも貴重です。医学的見地から、客観的に評価させていただきたいと思っています。

インターネット情報の鵜呑みは危険③　2014年1月10日
名医、スーパードクター、神の手？？？

　以前のブログにも書いたが、下肢静脈瘤の手術は、一般外科で研修医が、まず初めに取り組む手術だ。すなわち、何年も外科修行を積んで得られる職人技が必要な手術ではない。

　確かに、静脈瘤は複雑なケースがあり、個人差も大きくバリエーションが豊富なので、経験豊かな医師の方が、安定した治療を行うことができ、良い治療成績を残せるということは間違いない。しかし、最新の血管内レーザー治療で、神の手が必要なほど高度の技術を要するものではない。

　かつて、「神の手」をキーワードにした取材を、おこがましくて断った経緯がある（今は少し後悔しているが……）。自分が行っているのは、ごくごくスタンダードな治療手技で、一般的な外科医であれば、それほど時間をかけずに習得できるものと、考えていたからだ。

　新しい治療法を開拓して、良好な治療成績を維持していることを評

第4章 大切な発言～ブログより

価されたのは嬉しかったが、「神の手」という表現には、違和感を覚えざるを得なかった。同様に名医やスーパードクターも、そのように呼ばれるのは憚りがある（しかし、これらをテーマとした取材は何度か受けてしまった……）。そのような評価を下すのは患者様方や同僚の医師であり、治療実績や業績のみから機械的に判断できるものではない。

またマスコミが評価するのは、アカデミックポジション（教授、准教授など）や論文数、学会発表数などのようだが、臨床医の技量は、もちろんそれだけでは測れない。

教授、准教授のポストにある先生方の多くは、非常に優秀で尊敬に値する方々だが、残念ながら周囲の期待に応える力量のない肩書先行の方もおられる。後世にも生きる有意義な論文執筆や学会での発表は、非常に重要なのは言うまでもないが、医学界での過度の論文偏重の傾向が、捏造論文問題など恥ずべき失態を作り出したとも言える。

一方、本当の意味で優秀な医師、名医を探し出すのは容易ではない。先述のごとく患者様の声と、医療同業者の声の裏付けが、名医である資質には最低限必要だろう。そして、人間的には良い人でも腕の悪い医師は、患者様や同僚達から評価されない。我々医師ですら、専門外の領域での真の名医は誰なのか、正しい情報を得ることは難しい。信頼のできる医師からの口コミ情報に頼るしかないのが現状だ。

インターネット情報の鵜呑みは危険④　2012年4月16日

北青山Ｄクリニックは、治療満足度・アンケート調査を、定期的に実施しています

　北青山Ｄクリニックは、治療満足度に関するアンケート調査を定期的に実施しています。

　当院は、国内で最初に下肢静脈瘤の日帰り根治手術を考案し、その後、国内でいち早くレーザー治療にも着手して以来、定期的にアンケート調査を実施し、最善の治療法の考案と、最良のレーザー機器の選択に心掛けております。

　本年度も大規模な匿名のアンケートを実施しました。返信はがきで900名の方にアンケートを送付したところ、その約半分の方から回答を賜り、全体の50％の方が大変満足、41％の方がやや満足と、91％の方から満足の声を頂きました。

　一方で、満足度に関する回答のなかった方もいらっしゃいましたが、8％の方が治療に不満であったと回答されました。不満の理由として以下に挙げる内容が目立ちました。

1. 思った以上に見た目が改善しない
2. 一時良くなったが再発した
3. 痛み、痺れが残る。痒みが消えない。色素沈着が消えない

第4章 大切な発言～ブログより

4. 気軽に考えていたが、思った以上に治療経過がつらかった
5. かなり待たされた。忙しい中でも丁寧に対応して欲しい
6. 治療費が高かった

　治療については、最善を尽くしておりますが、全ての皆さまの期待に応えることは、非常に難しいことであると痛感しております。不十分な部分もあるかと思いますが、この紙面を借りて、上記のご不満内容について解説いたします。

1. 治療を受けられる方の症状は様々ですが、殆どの方が見た目の改善を期待されます。軽度の下肢静脈瘤の方は、短期間で元通りに回復されますが、逆流量が多くて、血管の拡張が大きい方、細かい静脈瘤を併発されている方は、回復にかなりの時間を要したり、完全には病的血管が消失しなかったりすることもあります。
　　ただし、治療により、循環動態はほぼ正常に戻っていると考えられますので、なんらかの追加治療を行うことにより、肉眼的改善が得られる可能性はあります。治療に反応しづらいタイプの静脈瘤が残ることもありますが、ご希望に応じて最善を尽くしたいと考えています。

2. レーザー治療をした伏在静脈が、完全に再発することは極めてまれ（5000例中1、2例）ですが、末端の静脈がなかなか萎縮しな

かったり、一旦萎縮したように見えたのに、血管の癒着が不十分で、また膨らんできたり、術前には壊れていなかった末梢血管が、術後新たに壊れてしまったりなど、あたかも手術を契機に新たに静脈瘤が発生したように感じる場合があります。

　確かに、他の伏在静脈に静脈瘤が再発する可能性が数％はあり、その時は、新たに壊れた別の伏在静脈に、再レーザーが必要になることもあります。しかし、一般的には硬化療法や対外照射タイプのレーザー照射などの簡単な外来治療を追加することにより、肉眼的症状の改善が期待できます。

　静脈瘤は個人差が大きく複雑な場合があり、回復に数年の時間を要したり、回復経過が単純に進まなかったりすることもあります。治療後相応に時間が経っていても、気になる症状をお持ちの場合は、お気軽にお問い合わせ頂ければと存じます。

3. 確かに、術後に生じた偶発症状の回復に時間がかかることはあります。一方で、気にされている症状が、治療や下肢静脈瘤に起因しない場合も相当にあります。その場合は、原因となる病態を鑑別しなければいけません。お悩みの症状が絶対に消失するとはお約束はできませんが、現時点での医療技術の粋を尽くして対応させて頂きます。

4. これはいつも難しいと痛感していることですが、こちら医療従事

第4章 大切な発言～ブログより

者の常識と患者様の感覚とに、ズレが生じることが多々あります。
　注射の痛みが想像以上につらかった、術中は意識があると言われていたのに眠らされてしまって、何をされたか覚えていないなど、医療サイドにとっては当たり前のことや、痛みを感じさせないように工夫をしたことが、理解されずに不満を生むことがあります。コミュニケーションの難しさと重要性を痛感しております。

5. 保険レーザーの選択肢があり、かつ他に下肢静脈瘤のレーザー治療を行う医療機関も複数ある中で、当院の最先端レーザー治療を選択していただいた方々に対して、質の高い医療サービスを提供できるように、合理的かつ丁寧な対応を心掛けていきたいと考えています。
　今まで、4回の大規模なアンケート調査を実施し、約3000名の方にアンケートを配布し、1500名前後の方から回答を頂きました。全体としての満足度は90％以上になりますが、今後さらなる向上を目指して努力していく所存です。

インターネット情報の鵜呑みは危険⑤　2010年2月24日
治療満足度アンケート

　Dクリニックでは、治療満足度調査を定期的に行うようにしています。今回レーザー治療を受けられた方々の中から、無作為に1000名を

抽出して匿名アンケートを実施しました。

　ありがたいことに、毎日アンケートの返信が届いています。

　以前、2007年度、2008年に行った際には、どちらのアンケート調査でも「大変満足」「やや満足」と答えて頂いた方が、全体の95%を占めました。

　今回も、現時点でほとんどの方から「満足」という回答と喜びの声が届いているのですが、中には「やや不満」「大変不満」という方が数名見られます。匿名アンケートなのですが、治療に不満足と答えられた方については、治療日の記載と年齢性別からカルテリサーチおよび特定作業を行っています。すると治療に不満と答えられた方は、治療後1‐2カ月以降受診していない方々ばかりでした。

　下肢静脈瘤の症状は単純ではないことが多く、レーザー治療やストリッピング手術の経過が良くても、補助療法を後日追加しないとコントロールできないケースが時々あります。レーザー治療1回で完全に治ればそれに越したことはないのですが、時に硬化療法や外用・内服治療を付加しないと、満足のいく結果が得られないことがあります（硬化療法を嫌悪する方が多いのですが、最近では硬化療法の製剤や使用法が改良され、その治療効果が非常に高まっており、最近の硬化療法は術後の補助療法として非常に有益です）。

　こちらの説明不足なのかもしれませんが、下肢静脈瘤の術後は、最低でも半年から1年程度の経過観察が必要なことを、認識されていな

い方が多いようです。

今後は、経過観察通院が不十分な方々には、こちらからお声掛けをすることも考えています。

インターネット情報の鵜呑みは危険⑥ 2009年3月19日
Dクリニックを支援される方々へ

前々回のブログ「虚偽の情報サイト」で、北青山Dクリニックのマイナス情報を意図的に掲載している某サイトの件をコメントしました。

そのサイトは下肢静脈瘤の患者様の口コミ情報を掲載していると謳っておりますが、北青山Dクリニックに対してのみ点数の低い口コミ評価を掲載しています。

他に掲載されている2か所の医療機関は非常にすぐれた評価が下されています(そのうちの一つのクリニックの先生は、開業前にDクリニックの日帰り治療法の見学にいらしたことがあります)。

明らかに不自然な、意図を感じる、情報掲載のように見えます。

北青山Dクリニックでは、定期的に治療を受けた患者様方に、アンケート調査を行って学会報告しています。

そのアンケート調査では、患者様から毎回非常に高い治療満足度が得られており、そのサイトに掲載されている情報は虚偽情報ではないかと、サイト制作関係者に問い合わせの電話、メールを何度かしました。

しかし、何ら明快な解答もなく、そのサイトは依然それらサクラと思われる情報を掲載し続けています。

　医療情報に関してインターネットで検索することは、今や常識的なことであり、下肢静脈瘤治療を行う医療機関が激増中の昨今、患者様やそのご家族は、複数のホームページをしっかり読みこんで、信頼できる医療機関を受診しようとされています。

　ホームページが氾濫する中で、他医療機関の中傷を続けるサイトが存在するのは、非常に残念なことで、今回は我々が中傷のターゲットになっており、この上なく遺憾です。

　ついこの間までは、このサイトに北青山Dクリニックの治療実績が無断で掲載されていました。

　また、サイトの運営に関与する卸メーカーが、国際静脈学会で、レーザー販売のための広告として、Dクリニックの学会発表内容を、無断で使用していたこともあります。

　これら一連のモラルや常識に欠く行いに対して、北青山Dクリニックでは、無断掲載を止めるようサイトの運営責任者に申し入れたことがあります。

　しかし先方は、何ら対応せず、掲載中止の申し入れを逆手に取って、平成20年秋口から現在に至るまでマイナス情報を掲載し続けております。

　この6カ月の間、虚偽と思われるマイナス情報を流し続けており、それは、北青山Dクリニックの名誉を毀損する行為です。

第4章 大切な発言〜ブログより

　しばらく静観しておりましたが、北青山Dクリニックを日頃から支援していただいている方々からの促しもあり、今回コメントさせて頂きました。

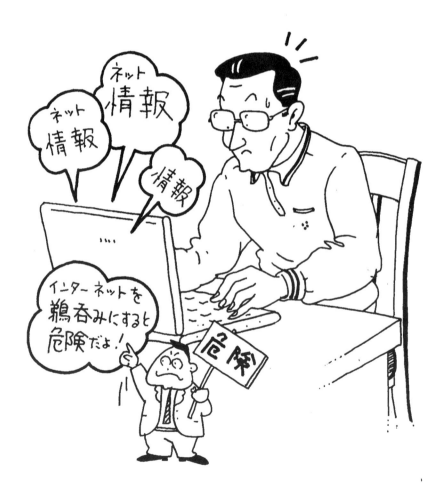

下肢静脈瘤
外来根治治療の歩み

下肢静脈瘤治療の歩み①　2014年4月5日
下肢静脈瘤 外来 根治治療の歩み

　医療の進化は、新しい医療技術の発見・発明と、その応用の繰り返しにより成されてきた。とかく日本人は前者が不得手で後者が得意、新しい医療アイディアを創り出すのは専ら欧米人で、それを模倣し発展させるのが日本人だと、よく言われる。

　しかし、日本人も、コロンブスの卵よろしく、世界中の誰もが思いつかなかった、やってこなかった革新的な医療を生み出すことは多々ある。IPS細胞の発見ももちろんそうであり、新しい消化管内視鏡技術の発案は欧米の追従を許さない。

　一方で、日帰り手術という概念は、2000年当時には日本には根づいていなかった。もしくは機能病院の経営体制から、日帰り手術という領域の開拓は、前向きに進められるものではなかった。しかし、米国の外科医より、手術技術が優れている（少なくとも私はそう感じてい

第4章　大切な発言〜ブログより

る）日本の外科医が、欧米でこともなげに行われている日帰り手術を実践できないわけがないと、かねてから考えていた。

　それが、2000年に開業したときに、日帰り手術を診療の主軸に置くことに決めた動機の一つである。

　下肢静脈瘤の手術は、2000年当時、純然たる日帰り手術で実施されていなかった。日帰り手術に息吹が与えられようとしていた時期ではあったが、日帰り手術といっても「手術後24時間以内に退院すること」と定義され、ある日の午前9時に入院して手術を受け、翌日の朝9時前に退院すれば、日帰り入院とされる、わけのわからない定義が成り立っていた。

　下肢静脈瘤の手術は、決して難しいものではない。研修医が最初に行う手術として下肢静脈瘤がしばし選択される。しかし、疾患の特性として、個人差が大きく、時に非常に複雑なケースもあり、治療経験が治療成績に大きく影響するのも事実だ。

　また命に直接関与する疾患ではないために、悩める患者様の数は非常に多いにもかかわらず、医療機関があまり真剣に取り組んで来なかった疾患でもある。

　私は、たまたま癌の手術と血管の手術を専門とする医療環境の下で研鑽を積むことができたため、下肢静脈瘤の治療に従事する経験に多く恵まれた。かつ開業当初、一般的には1週間前後の入院が必要

であった下肢静脈瘤の手術を、日帰り（24時間以内の退院という建前の日帰りではなく純然たる意味での）、すなわち「医療機関に1〜3時間程度の滞在ですむ外来手術」という形で、実施する方法を考案した。

　それも、高位結紮(けっさつ)、硬化療法という簡便な手術ではなく、根治的治療であるストリッピング手術を、外来手術として安心・安全に実施する手法を確立した。

　その後まもなくして、国際的には、レーザー治療が芽生え出した。しかし、根治性から考えてストリッピング手術には及ばないとされ、さらにレーザーの手術は、傷跡は目立たないが、術後の痛みや出血が相応に大きく、かつ治療成績も不十分なものであった。

　しかし、その後、レーザー機器が開発され、治療の負担も少なく根治性が大きいという優れたレーザーが、世に出るようになった。そのレーザーが、国内に登場しだした2005年当時、国内ではいち早くそのレーザーを採用し、レーザーによる下肢静脈瘤の根治手術に取り組んだ。

　そして、通常の根治的手術とされていたストリッピング手術とレーザー手術との治療成績比較について、2007年京都での国際学会で発表し、レーザー治療はストリッピング手術に引けを取らない可能性があることを提示した。

　レーザー手術は、軽症の下肢静脈瘤にしか行われていなかった

第4章　大切な発言〜ブログより

　2008年当時、日本静脈学会で、皮膚病変を持つ重症例の下肢静脈瘤に対しても適切なレーザー治療を行えば、根治は可能であり、かつストリッピング手術より再発する可能性が低いことを示唆した。
　2010年には、水吸収率が最も大きく治療効果が大きいとされる波長2000nmのレーザーと、他レーザーとの治療成績を比較し、治療成績・合併症頻度・治療満足度の点で、やはり2000nmのレーザーが最も優れていることを、日本静脈学会で提示した。

　私は、下肢静脈瘤の外来根治手術を考案、実践し、その後レーザー治療機器を選定した上で、高品質のレーザー治療にいち早く着手し、その治療成績の検証を進め、公表してきたことにより、現在広く普及している下肢静脈瘤血管内レーザー治療の浸透に寄与したと自負している。
　現在は、多くの先生方が、レーザー治療の経験を持ち、その経験を学会や論文で発表し、教科書も世に出るようになった。2012年の日本血管外科学会では、まだ誰も実践していなかった2000年前後から、下肢静脈瘤外来根治治療を開発し、積極的に推進してきた立場として、「下肢静脈瘤外来根治治療の歩み」として、それまでの集大成を発表した。
　その発表をまとめたものを、参考までに巻末に掲載した（専門的な内容なので興味のある方のみ目を通してください）。

下肢静脈瘤治療の歩み② 2007年11月12日
最先端の下肢静脈瘤治療を受けるには

　最先端の下肢静脈瘤治療を提供できる医療機関は、まだまだ少ないのが現状です。そして最新の治療法に関しては、多くの医療機関で経験が少ないのは止むを得ないと思いますが、誤解を招く情報や誇大表現を宣伝文句に使っている医療機関があるようなので、注意が必要です。

　下肢静脈瘤治療に関する治療法・治療技術の変化は目覚しく、今まで治療に躊躇されていた方々が治療に踏み切るケースが、大変増えてきました。下肢静脈瘤は、悩まれる患者様の数が非常に多いのに対して、患者様のニーズに対応できる医療機関が少ないのと、実績が無くてもインターネットなどで誇大広告を掲げる医療機関の情報に、患者様が混乱し、最良の治療を享受できないケースが散見されます。

　古いレーザーを使用しているにも拘らず、先端レーザーを使用しているような誤解を招く情報を流し、米国の最新の医療を導入しているという宣伝文句で、中身が伴わない医療になっているなどのクレームの声が、患者様方から聞かれます。下肢静脈瘤の治療法の進歩は目覚しく、経験豊富なドクターが、適切な治療機器で丁寧に治療すれば、非常に高い治療効果と治療に対する高い満足度が得られています。折角の良い治療法が、誇大広告や不十分な治療法で提供されて、

第4章　大切な発言〜ブログより

患者様の誤解を生み、かつ患者様に不利益が生じるとすれば非常に残念なことです。

下肢静脈瘤は、その症状のバリエーションが豊富で、治療が複数回必要なものもありますが、適切なレーザー機器が出現してから、細かいものから大きいものまで、殆ど全てのタイプの静脈瘤に外来治療で対応することができるようになりました。しかし、静脈瘤はその性質上、治療期間がのべ数ヶ月以上必要になることもあり、経験豊富な血管外科医が、丁寧に管理しないと治療効果が不十分になる恐れがあります。

また、最新の治療法は米国や欧米の機器を用いますが、日本人と欧米人では、体質や皮膚の質が大きく異なるので、日本人には日本人に最も合った治療法（レーザーの種類・出力）が選択されているかどうかということも重要です。

下肢静脈瘤治療の歩み③ 2007年5月27日
入院施設が必要？

従来から入院治療が必要と考えられていた（今でも多くの病院が入院管理下で行っている）下肢静脈瘤の根治的ストリッピング手術は、今では日帰りで施行するのが、何ら珍しいことではなくなっています。

1998年に、私が外来で下肢静脈瘤のストリッピング手術を、恐らく

初めて行ったと思いますが、それ以来、複数の医療機関で外来ストリッピング手術が行われるようになって来ました。

　標準的な手技を持っている血管外科医が、慎重に手術をすれば、入院施設を準備しないで、何ら問題なく、日帰りで下肢静脈瘤の根治手術が可能であることが認識され出しています。

　従来から、日本の医療機関は、病院を経営していくために、入院患者をいかに確保するかに注力しています。

　そして、下肢静脈瘤のストリッピング手術は、入院が必要な腰椎麻酔（下半身麻酔）や全身麻酔が必要とされてきました（今でも多くの病院の常識がそうです）。

　そのために、下肢静脈瘤ストリッピング手術を、外来で行うという発想は、育まれてきませんでした。一方で、下肢静脈瘤に悩む患者様たちは、入院という時間的経済的負担を掛けてまで治療をするのに憚りがあり、なかなか治療に踏み込めずにいました。

　それが、麻酔を工夫する（静脈麻酔や局所麻酔を応用する）ことにより、外来で行えるようになって、多くの患者様達が治療に踏み切ることができるようになりました。

　10年前に、外来で初めて日帰りストリッピング手術を行った時は、術後のトラブルが発生した時のために、バックベットとしての病院を確保する必要があると判断していました。以来、数千例の日帰りストリッピング手術で、術後トラブルのために、入院を必要とした例は一

第4章　大切な発言～ブログより

例もありません。

　これだけの数の手術が、問題なく行われていることを考えれば、入院施設を伴わなくても安全に行うことができると判断しています。

　もちろん医療行為には１００％ということはありませんが、前述したように標準的な血管外科医が慎重に治療を行えば、何ら問題なく、外来で下肢静脈瘤のストリッピング手術を行うことはできます。私のほかにも、最近では何人かの先生方が同じように、問題なく日帰りストリッピング手術を行っています（むろん入院施設を持たずに）。

　最近、「入院施設がないのに、日帰り手術をするのはどうなのか」という、いまさらな質問が、一般のドクターからあったり、古いレーザーを使っているにも拘らず、最新レーザーを使っているように情報を流している医療機関があったり、両脚の静脈瘤は入院治療が必要だと、誤解を招く情報を流している日帰り手術センターがあったり、気になる点が多かったものですから、長々と所感を書き連ねてしまいました。

　先日、両脚の静脈瘤の日帰り手術を受けるために、一念発起して、九州から上京してきた８８歳のおじいちゃんが、相談にいらっしゃいました。聞けば、東京の下肢静脈瘤専門病院で、治療（日帰りもしくは入院で）をしてもらうために、わざわざ来たのに、心臓が悪いからという理由で、手術を断られたとのこと。Ｄクリニックで何とかしてもらえないかという話でした。

こちらで調べた所、確かに８８歳に相当する心臓機能の低下はありましたが、日常生活を問題なく行っている、しっかりとしたおじいちゃんでした。そこで、ストリッピング手術でもレーザー治療でも、問題なく行える旨を、ご説明しました。

　おじいちゃんは、非常に喜んで、レーザー治療を受け（もちろん日帰り外来手術）、その日のうちに、元気に九州に戻られました。

　後日、九州から、お礼のお電話を頂戴し、非常に満足感を覚えたのを思い出します。

　同じように、入院施設を持つ医療機関で断られて、Ｄクリニックで治療をしたケースが何例かあります。

　Ｄクリニックは開院以来８年間入院管理施設を持たずに、下肢静脈瘤の日帰り手術を問題なく行ってきております。

　下肢静脈瘤に悩み続けているのに、治療に踏み込めない方々、どうぞご安心の上ご相談にいらして下さい。

下肢静脈瘤治療の歩み④　2007年4月21日
日帰り治療を受けた方々の声

　2000年10月〜2006年までの間に、Ｄクリニックで日帰り手術を受けられた方々の中から、無作為に抽出した736名に、匿名で満足度調査を行いました。

第4章 大切な発言～ブログより

　50.8%にあたる374名の方が、アンケートに答えてくださいました。治療に対する満足度の結果は、以下のとおりです。

　　大満足（227名）　………………60.7%
　　やや満足（128名）　……………34.2%
　　やや不満（11名）　………………2.9%
　　何とも思わない（2名）　………0.53%
　　大変不満（2名）　………………0.53%

　大満足、やや満足を合わせると355名（95%）の方々が満足していただいた結果となりました。

　不満という方々の具体的な意見を見ると、まだ回復途上の症状経過に関することや、健康保険が利かないコストに関する声が中心で、治療の本質に関わる不満というわけではありませんでした。

　正直、この結果にはホッとしています。

　このアンケート結果は、本年6月に京都で開催される日本静脈学会での講演で報告する予定です。

　皆様の声を参考にして、今後の診療の質を更に高められるよう精進を続けたいと考えております。

　ご協力頂きました皆様に、この場を借りてお礼を申し上げます。

下肢静脈瘤治療の歩み⑤ 2007年1月26日
日帰り手術の歴史

Q：日帰り手術は、長く行われてきたものなのですか？

　A：今では、下肢静脈瘤は日帰り手術が、スタンダードになりつつあります。10年前に、根治的なストリッピング手術を、私が国内で初めて外来日帰り手術で行ってから、徐々に日帰り手術を行う医療機関が増えてきました。

　そもそも下肢静脈瘤は、罹患人口が多いにも拘らず、入院が必要で治療負担が大きいために、医療サイドも患者サイドもなかなか治療に踏み切れない疾患のひとつでした。日帰りで、問題なく行えることが示せるようになってから、長年治療に踏み切れずに悩んでいた患者様たちが、気軽に治療を受けられるようになってきたのです。

　この10年来ストリッピング手術、そして最近の3年間は質の高いレーザー治療も、提供し続けておりますが、患者様方の満足度は非常に大きく、我々もやりがいのある治療です。

　下肢静脈瘤の根治手術の歴史ともいうべきものについては、開業支援業などを行っている（株）ワークアイズがコンパクトにまとめたレポートがあります。

　以下に転載しますので、ご参照ください

　伏在型の下肢静脈瘤（ボコボコと浮かび上がるタイプ）の根治的な

第4章　大切な発言〜ブログより

手術として、20世紀初頭からストリッピング手術（抜去切除手術）が行われてきた。

20世紀後半までは、ストリッピング手術は、下半身麻酔や全身麻酔下で施行されることが常識で、切除範囲も下肢全長にわたるため、手術後1週間以上の入院が必要であった。

1990年代後半、当時慶応大学血管外科の折井医師のチームが高位結紮と硬化療法を組み合わせることで、日帰りで伏在型の下肢静脈瘤の治療を行う方法を実践し出した。

通常1週間以上の入院を要するとされていた下肢静脈瘤の治療が、外来で行えるということで、当時は画期的な治療法だった。しかし、再発率が大きいことが難点で、入院して行うストリッピング手術が、やはり根治的な治療と評価された。

1998年、東大血管外科の阿保医師が、麻酔法を工夫し（局所麻酔と静脈麻酔の組み合わせ）、その根治的ストリッピング手術を、国内で初めて日帰り（外来）手術で行うことに成功した。

以後、下肢静脈瘤のストリッピング手術が、日帰りで全く問題なく行えることが判明し、他のドクター達も日帰り手術の実施を追従した。

根治的な手術が、完全に日帰り（在院時間数時間）で問題なく行えることが示された点で、日帰りストリッピング手術の発案は、当時は

常識を覆すものであった。

　以降、阿保医師が開設した「北青山Dクリニック」、次いで、阿保医師の手法を踏襲した医科歯科大学のチームが中心となって「あしのクリニック」が下肢静脈瘤の日帰り手術を精力的に行ってきた。

　下肢静脈瘤の日帰りストリッピング手術が安定して供給されてから5年ほど経過して、最新のロングパルスヤグレーザーによる血管内治療の効果が良好であることが米国で示された。
　医科歯科大学の血管外科チームが、そのレーザー治療の臨床試験を行い問題がないことを確認。
　北青山Dクリニックが、東京都で初めてエンドレーザー治療を開始。現在までエンドレーザー治療を国内施設の中で最も多く安定提供している。（文責　アークワイズ）

下肢静脈瘤治療の歩み⑥ 2006年8月30日
10年前から日帰り根治手術

　最近では、下肢静脈瘤の日帰り手術が当たり前のことになってきましたが、10年前には下肢静脈瘤の根治手術であるストリッピング手術を、日帰りで行う発想など、全くありませんでした。国内のどこの医療機関でも、日帰りでストリッピング（下肢静脈瘤の根治手術で血管を抜去する手技）を行っている所は、見つかりませんでした。

第4章　大切な発言〜ブログより

　私が、総合病院で下肢静脈瘤のストリッピング手術を、入院管理で行っていた頃から、麻酔の抜けが早い患者様は、手術翌日から普通に歩けるし、日帰りでストリッピングが行えるのではないかと考えていました。

　今から10年前になりますが、アルバイトで勤務していた都内のとあるクリニックで、日帰りのストリッピング手術を、試験的に行ってみることにしました。今までどこでも行われていなかったクリニックでのストリッピング日帰り手術を、患者様の協力もあって、問題なく行うことができました。

　それほど難しい麻酔を用いたわけではなかったので、日帰りストリッピング手術が、問題なく行えることが示されても、あまり感動はなかったのですが、患者様達や他の医療スタッフは、いたく喜び、感動していたのを覚えています。

　入院施設の全くない普通のクリニックで、下肢静脈瘤の根治手術であるストリッピング手術が問題なくおこなえることを、10年前に証明したことになります。それ以前も、確かにクリニックで日帰りの静脈瘤治療を行っている所はありましたが、ストリッピングではなく、高位結紮手術と硬化療法を組み合わせた根治度が低い治療法でした。

　高位結紮手術は、再発が多いために、根治手術として普及しな

かったわけです。

　その後、日帰りでストリッピング手術が問題なく行えることを、同僚や後輩のドクター達にも伝え、徐々に下肢静脈瘤の根治手術であるストリッピングが、日帰り手術として普及してきています。
　私と同じように、クリニックレベルでストリッピングの日帰り手術を行っていたドクターが、当時、他にいたかどうかはわかりませんし、最初に始めたからどうだということではないのですが、自分で言うのもなんですが、少なくとも関東圏では下肢静脈瘤の日帰り根治手術に関しては、自分がパイオニアだと自負しています。
　最近下肢静脈瘤治療に関して、誇大広告をする医療機関が目に付くものですから、日帰りストリッピング手術のoriginをお話させて頂きました。

第4章 大切な発言〜ブログより

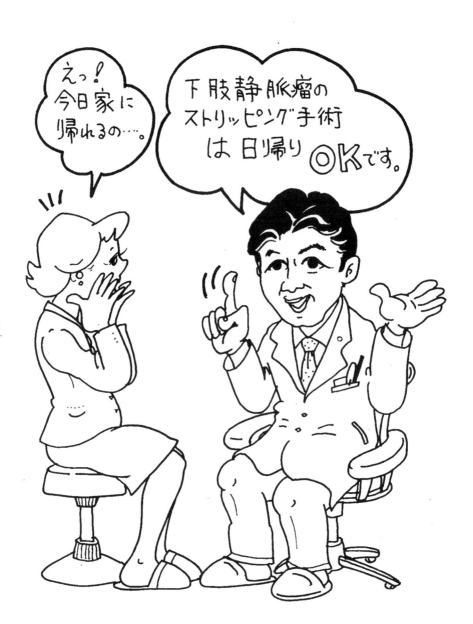

進化し続けるレーザー治療
980、1320、1470、2000nm

進化し続けるレーザー治療① 2014年5月1日
治療で用いられる各種レーザー

　北青山Dクリニックでは、下肢静脈瘤の日帰り根治手術を考案・確立して以来、最新最良の医療を日々心掛けるようにしています。

　その最先端治療で用いられるレーザーは、この数年で進化を重ね、現時点で使用されているレーザーの機種は、複数存在します。本来、下肢静脈瘤レーザー治療機器の性能を決める最も大きな要因は、波長です。すなわち、組織（水）に良く吸収される波長のレーザーほど、血管との反応が強くなるため、優れた治療効果が期待できます。

　現在、980、1320、1470、2000nmの4種の波長のレーザーが、治療に用いられており、波長が長いほど水吸収率が良いので、これらの中で組織に最も効率的に反応するレーザー波長は、2000nmです。

　そして、治療効率を反映する吸収率は、980nmのレーザーを1とすると、1320、1470、2000nmの各レーザーは、それぞれ約15、40、300となり、2000 nmのレーザーが、他のレーザーに比べて圧倒的に大き

第4章 大切な発言〜ブログより

いことがわかります。2014年5月に保険収載された1470nmのレーザーに比べても、2000nmのレーザーは10倍近く水吸収率が大きくなります。

　レーザー治療の効果に関わる要因として、波長の他にファイバーの材質・形状、出力モードなども挙げられますが、治療効果に関わる決定的な要因は、波長です。そして、治療を担当する医師の経験や判断力が、最終的に治療成績に大きく影響します。

　1320nmのレーザーは米国のクールタッチ社が、2004年頃に日本で販売を開始したレーザーで、パルス波なので皮下出血は少ないようですが、その後のレーザーに比べて波長は短いため、組織への吸収率の点で、ベストのレーザーとは言えません。クールタッチレーザー、第5世代のレーザーと呼称されることもありますが、波長1320nmであることに変わりはありません。2005〜2007年に北青山Dクリニックでこのレーザーを使用していましたが、その後はより高波長のレーザーに切り替えて治療を行っています。

　1470nmのレーザーは、ラディアル2リングファイバーと呼ばれる工夫されたレーザーファイバーを標準装備して、980nmのレーザーより治療効果が高められたものです。しかし、やはり治療効果を決める最重要因子である波長の点では、最高機種ではありません。保険収載されたため、患者様の治療費負担が軽減されているという点が利点です。

　一方、保険診療の制約もあり、複数の血管の処理を一回に行えない、

改めて追加の硬化療法が必要になることが多い、初診当日に治療が行えないなど、自由度が小さい点が指摘されます。

前回のブログでも書きましたが、その時点で最良の医療だから保険認可を得る訳ではありません。現在、下肢静脈瘤の治療機器として保険認可を受けているレーザーは、980nmと1470nmの2種ですが、これらのレーザーは、いずれもドイツのCeram Optec社のもので、日本を医療機器の有望な販売市場と見なし、同社の日本の販売代理業者が投資をして治験を行ったことで、許認可を受けました。

北青山Dクリニックは、これらの事情を冷静に評価して、保険収載されている1470nmのレーザーも、治療に用いる方針ですが、保険診療に伴う制約もあるので、術後の身体的負担や通院負担を最小限にすることを希望する方には、引き続き最高波長の2000nmのレーザーによる高品質の治療を提供していく所存です。

進化し続けるレーザー治療

「980（保険）」水吸収係数＝1
↓
「1320」水吸収係数＝1.5
↓
「1470（保険）」水吸収係数≒40
↓
「2000」水吸収係数≒300

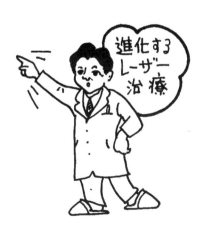

進化し続けるレーザー治療② 2014年4月5日
血管内レーザー治療
（レーザー焼灼術）のメカニズム

　静脈には逆流を防ぐ弁が、分節的に存在します。その弁の中で下肢の内部を走る太い静脈（深部静脈）に合流する静脈の弁が壊れると、皮膚の近くにある静脈に血液が大量に逆流します。その逆流した血液が、ふくらはぎや太ももの血管にたまり、しまいには血管を壊して静脈瘤が作られます。

　静脈瘤の治療のポイントは、この逆流を止めることにあります。レーザー治療では、この逆流血管をレーザーのエネルギーで閉塞させます。細いファイバー状のレーザーを、治療ターゲットである逆流血管の中に針で挿入して、血管内でレーザービームを照射すると、血管が収縮して、最後には血管の壁の内側が癒着して、血管が閉鎖します。自転車のタイヤの空気が抜けると、タイヤがペシャンコになるように血管がつぶれるわけです。

　すなわち、タイヤが血管の壁、タイヤの中の空気が血液に相当します。逆流が止まり、流れ込んでくる血流がなくなると、静脈瘤は徐々に縮小し、最終的には消失します。閉塞した血管も、最終的には線維化と呼ばれる変化をきたして、殆ど確認できない状態になります。いわば体の中に吸収されたかのごとく、他の組織に同化してなくなってしまいます。

これが、下肢静脈瘤血管内レーザー治療の概略ですが、逆流血管の中に挿入されたレーザーファイバーから、レーザービームが血液中で照射されると、どのようにして血管は閉塞するのでしょうか。

　レーザーにより血管が閉塞するメカニズムは、複数の説がありますが、現在正しいと考えられているメカニズムは、二つです。
　一つは、血液中のヘモグロビンにレーザーのエネルギーが吸収されると血液が高温になりファイバー先端が炭化して、さらに高温（1000℃以上）になって、その熱により血管壁が変性して、血管内が閉塞するというものです。
　もう一つは、血管壁の中にある水分にレーザーのエネルギーが吸収されて、血管壁自体が縮んで、血管が閉塞するという考えです。血管壁の細胞内の70％は水分なので、水に吸収されるレーザーは、効率よく血管壁を収縮させます。
　静脈瘤の治療に用いられるレーザーは、そのメカニズムからして、ヘモグロビンや水に吸収されやすい波長のものが適しています。そして、特に水に吸収されやすい波長のレーザーが、より効率よく血管を閉塞させるので、治療効果が大きいと考えられています。

　現在、下肢静脈瘤の治療に用いられているレーザーの中で、波長が980nm、1320nm、1470nm、2000nmの4種類が代表的ですが、980、1320nmは、ヘモグロビンと水の両者に吸収されるもの、1470、

第4章 大切な発言〜ブログより

2000nmは、特異的に水に吸収されるものです。

そして、水に吸収される力を水吸収係数と呼び、その係数が最も大きいのが2000nmです。

具体的には、980nmのレーザーの水吸収係数を1とすると、1320nmの水吸収係数は1.5、1470nmは約40、2000nmは約300です。水吸収係数が大きいほど治療効率が良いと考えられますので、上記レーザーの中では2000nmのレーザーが、最も優れたものと判断しています。

論文やテキストで2000nmのレーザーの成績がベストではないという報告をしているものもありますが、照射出力や牽引速度などが明示されていないので、適切な条件で施術が行われたかは不明です。そして、それらの説明においても、水吸収係数が大きいものが、治療効率が良いと述べられており矛盾しています。

進化し続けるレーザー治療③　2014年3月27日
血管内レーザー治療は本当に非侵襲的か

先月、熊本で開催された日本心臓血管外科学会で、下肢静脈瘤のセッションに参加した。ストリッピング手術、980nmレーザー治療、1320nmレーザー治療に関する治療実績など、複数の演題の中で、「血管内レーザー治療は本当に非侵襲的か」というテーマの発表に注目した。

そもそも血管内レーザー治療は、従来のストリッピング手術に比べて、体へのダメージが少ないのに治療成績が良い治療として、注目を集めた。しかし、ストリッピング手術でも、必要最低限の血管のみを除去する選択的ストリッピング手術が、一般的になったことから、痛みが軽減され、術後の痛みの点ではレーザー治療と、それほど遜色ないのではないか。むしろレーザー治療は、残った血管の炎症反応により、引き連れ感や張り感などの不快な症状を長く残すので、必ずしも優れているといえないのではないか、という見方もある。

　選択的ストリッピング手術を用いた日帰り手術を最初に考案した我々も、使用できるレーザー治療器の波長が810nmと短かった頃は、意外にレーザー治療のダメージが大きいことから、その導入を見送った経緯がある。

　その後、高波長のレーザーが開発され、体へのダメージが小さいことが信頼できる1320nm以上のレーザー治療を積極的に採用してきた（その結果、現在最高波長の2000nmのレーザーを主軸に非侵襲的な治療を行っていることは既に過去のブログで述べた）。

　http://www.varixlaser.com/doctor/2014/01/

　そのような背景があったので、今さら、レーザー治療は本当に低侵襲なのか？　という命題は、どうなのかという思いはあったが、冷静に発表に耳を傾けた。

　3年前に980nmのレーザー治療が保険収載され、一気に多くの医療機関が、同レーザーによる治療を開始した事実がある。以来、術後疼

第4章 大切な発言〜ブログより

痛を含めた生活の質の点では、ストリッピングに対して980nmのレーザー治療は、期待していたのと違って、それほど優位ではない、という意見が多く出た。

今回の発表でも、手術適用や術後管理で、その改善が望まれるということだった。現に980nmのレーザーよりも術後ダメージが少なく治療効果が高いことを重視して、2000nmのレーザーを当院では主軸に使用しているが、レーザーの波長による体へのダメージの違いは日々経験している。すなわち2000nmのレーザーの方が術後の痛みが圧倒的に少なく、回復も早い。

また、最近太ももやふくらはぎ周囲の大きい静脈瘤に対しては、stab avulsion法と呼ばれる複数の小さい切開をして、静脈瘤を直接取り除く治療を主流とする医療機関が増えているようだ。しかし、これは傷がないことを利点として普及してきた血管内レーザー治療の趨勢に、逆行する動きのようにも感じる。

これでは、波長の長いダメージの少ないレーザーを選択しても、脚に複数の傷をつけることになるので、レーザーに対して貴重視されている低侵襲性という点に、大きく反することになる。ストリッピングをして同様のことをするのと大差がない気がする。我々は、大きな静脈瘤でも2000nmのレーザー治療と硬化療法を用いて、無傷の治療を実践し続けている。その成果を、いずれ学会で公表することも考えている。

進化し続けるレーザー治療 ④ 2014年1月8日
下肢静脈瘤レーザー治療 最新事情

　2011年1月に下肢静脈瘤レーザー治療（980nm）が保険収載され、それまで自費診療で高額であったレーザー治療が、保険診療で実施できることになり、下肢静脈瘤に悩む多くの患者様が、治療を受けやすくなると、マスコミに大きく取り上げられました。

　それまでレーザー治療を実施して来なかった医療機関が、こぞってレーザー治療を開始するようになり、保険適用となった980nmのレーザーは、国内で数百台も普及することになりました。それは、血管外科の領域では、近年例のないエポックメイキングな出来事でした。

　しかし、980nmのレーザーによる血管内治療は、術後の痛みが期待したほど小さくありませんでした。それに、内出血や引きつれ感が相応にありました。そうしたことで、従来の根治的手術であるストリッピング手術に比べて、本当に低侵襲と言えるのかと、疑念が生じたことは否定できません。

　そもそも2000年前後から、欧米では下肢静脈瘤の血管内治療として、レーザー治療が開始されていました。当時、ストリッピングの外来根治手術を考案し、実践していた私たちは、より低侵襲の可能性があるレーザー治療の導入を検討していました。

　当時普及していたレーザーは、波長が810nmと短く、ヘモグロビン

第4章　大切な発言〜ブログより

吸収型で、治療効率が悪く、痛みや内出血などの合併症が、相応に発生しました。そうしたことから、自費診療として導入することはできないと判断しました。

2005年前後に980nmのレーザーより高波長の1320nmのレーザーが登場しました。1320nmのレーザーは、従来のヘモグロビン吸収型ではなく、水吸収型の要素が加わり、治療効率が良く内出血などの術後合併症が、軽減されているとのことでした。そのようなことが、複数の論文で発表されていました。

そこで、北青山Dクリニックでは、国内でいち早く1320nmのレーザーを導入しました。

予想通り、同レーザーによる治療を受けた患者様の満足度は大きく、比較的重症な例にも、治療効果が得られることが確認されました。

2008年には、更に高波長で術後の痛みが少ない2000nmのレーザーを導入することができ、静脈瘤のレーザー治療は大きくレベルアップしました。

2000nmのレーザーは、完全に水吸収型で、組織との反応が良いため、低出力で十分な治療効果が得られます。体に加わるダメージも小さく、治療後の合併症が少ない最高機種と言えます。

2008年以降は、最高波長であるこの2000nmのレーザーを用いて、重症例や複雑な静脈瘤、他の医療機関ではストリッピング手術でな

ければ治療できないと判断された大きな静脈瘤にも、低侵襲の血管内レーザー治療により、大きな治療効果を上げています。

　そのような中で、2011年にヘモグロビン吸収型の980nmのレーザーが保険収載され、上述のような現象が起きました。私たちは、2005年の時点で980nmは採用せず、より治療効果が大きく合併症が小さいと判断された1320nmのレーザーを使用していたので、980nmレーザー治療の保険収載で、最新のレーザー治療が保険適用になったという感覚にはなれませんでした。

　しかし、本年中には水吸収型である1470nmのレーザーが保険収載される見通しとなっており、これは患者様にとって福音であると言えます。1470nmは980nmに比べて水吸収率が大きく、治療効率が良いからです。

　水吸収率では、2000nmのレーザーが1470nmに比べても相当に優れているので、1470nmのレーザーが保険収載された後も、最高波長で高品質の治療を希望される方には、自費診療にはなりますが、2000nmのレーザー治療を提供していく予定です。

　レーザーの性能による制限に加えて、保険診療による制約もあるため、より少ない通院回数や手術中、手術後の痛みの軽減などホスピタリティを含めて、高品質の医療を希望される方への治療選択肢を確保することは、極めて重要であると考えています。

　以下、参考までに、2000nmのレーザー治療の特徴をまとめます。

第4章 大切な発言〜ブログより

利点・特徴
　①現存のレーザーで最高の水吸収率を有する
　　＝組織との反応が最も優れていると言える
　②手術時間が短い
　③手術時の痛みは全くと言って良いほど感じない
　④レーザーを刺入するための針穴が小さい
　⑤処理が必要な血管が、何か所あっても1回の治療で対応できる
　⑥処理する血管の数が増えても治療費は変わらない
　⑦硬化療法が必要な場合は、レーザー治療同日に実施できる
　⑧通院日数が少なくて済む
　⑨術後の痛みが少なく回復が早い
　⑩ガイドラインでは、「レーザー適用外」とされている重症例にも
　　対応できる
　⑪初診当日治療を行うこともできる（要予約）

欠点
　①自費診療となる

2000nmレーザーによる治療の対象となる方

　①最高波長の（水吸収率が最も良い）レーザーで治療を受けたい
　②できるだけ早い回復を希望する

③通院回数を最小限にしたい（できれば一度の治療で治したい）
④手術中の痛みを最小限にしたい
⑤術後の痛みを最小限にしたい
⑥遠方から治療を受けに来る
⑦初診当日に治療を希望する
⑧重症例
⑨複雑な静脈瘤
⑩他院ではレーザー治療できないと言われた
⑪見た目の改善も重視している

進化し続けるレーザー治療⑤ 2008年12月4日
最先端各種レーザー比較試験実施

　下肢静脈瘤血管内治療に用いられる昨今のレーザー機種は非常に進化しており、ほぼ完成型と言える機種が数機種認められます。すなわち、レーザー治療が開始された当初は、機器によって治療効果に大きな違いが認められましたが、最近はレーザーの機種の違いよりも、治療を担当する医師（血管外科医）の技量（手術適用・治療法選択における手腕・治療経験）が、治療成績を決める大きな要因と言えるでしょう。

　Dクリニックは1320nmのNdYAGクールタッチレーザーで、今まで

第4章　大切な発言〜ブログより

　1000例以上の下肢静脈瘤治療を行っており、その治療成績および患者満足度は極めて高いことを、国際学会や国内の学会で報告してきました。ただし、最近、他のレーザー機種で、1320nmレーザーより使い勝手に優れ、レーザー照射時間も短くてすむものが登場してきました。

　そこで、それら最新型のレーザー治療の治療効果の比較テストを行いました。手術で採取したヒトの静脈血管の中に、血液を注入して実際の体内の状態に模した血管モデルを作り、各種レーザーの照射テストを行って、血管の内膜・中膜・外膜の変化・ダメージを肉眼で確認し、病理組織学的にも比較検討しました。

　その結果は、980nmダイオードレーザーや2000nmレーザーが、1320nmのレーザーと同等もしくはそれ以上に有効な治療効果を示し、かつレーザー照射時間がより短くてすむことがわかりました。

　1320nmも含めて血管内レーザー治療の長期的な治療効果に対する検証は、継続していく必要がありますが、血管内レーザー治療を4年前より積極的に取り入れ、国際的にも有数の実績を誇っている立場から、現時点では2000nmのレーザーを最も有望視しています。

　　＜解説＞
　現在日本で大きなシェアを誇っている1320NdYAGレーザーの他には、次のようなものがあり、いずれも治療効果は保証されています。

① 980nmダイオードレーザー
② 1470nm半導体レーザー
③ 2000nmレーザー

　それぞれの波長で水、血液への吸収率が異なるため、レーザーの波長が治療効果に大きく影響すると判断されています。しかし、レーザー機種は、複数の会社で完成型と言えるレベルのものが提供されており、現在はより良いレーザーを選択することは勿論ですが、それ以上に、確実で、合併症がなく、短時間で治療が行えるよう、治療のソフト面の工夫や改良が、極めて重要となるでしょう。

進化し続けるレーザー治療⑥ 2007年11月29日
最新レーザー治療でも再発率高い？！

　約10年前から米国では下肢静脈瘤レーザー治療が行われていましたが、開発当時のレーザーによる治療は、出血や疼痛が大きく、従来型の手術と比べて、特に進化した治療といえるものではありませんでした。以後、レーザー機器は格段に進化し、従来の血管を抜き去る手術（ストリッピング手術）に比べて、傷口が目立たないばかりか、出血や痛みが少なく、治療効果も高い進化した治療機器として発展してきました。

　しかし、どんなにレーザー機器が進化しても、手術を担当する医師の手術手技によっては、レーザー治療による再発率が大きくなること

第4章 大切な発言〜ブログより

もわかってきました。

　980nmダイオードレーザーや1320nmパルスヤグレーザーは、下肢静脈瘤のレーザー治療機器としては、完成モデルといえ、これらを用いて適切な治療を行えば、術後の回復の早さ、安全性、治療効果などにおいて、従来の手術に比べてきわめて高いクオリティーを体感できるようになりました。

　今後はレーザー機器のスペックを求めるよりも、いかに術者が安全で治療効果の高い治療法を採択するかが、鍵になっているといえます。しかし、レーザー業者は営利を求め続けるがために、常により新しいレーザーを開発・販売する必要があり、下肢静脈瘤レーザーに限らず、シミ治療など美容皮膚科領域のレーザー治療機器は、既に完成モデルが作られた後も、毎年新しいレーザーが作り続けられ、饒舌なまでに余分なスペックが加えられた新しいレーザーが登場してきています。

　下肢静脈瘤のレーザー治療に関しては、今後ポイントとなるのは、レーザーのスペックよりむしろ術者の手技・技量です。現に、同じレーザー機器を用いても、医療機関によっては治療成績が著しく異なる可能性があり、不適切・不十分な手技・技量によるのであれば、どんなにレーザー機器が新しくても、治療後の再発率が高くなる可能性

があります。

　昨今、我々と同じレーザー機器を用いて治療した成績で、2年後の再発率が20%を超えたという報告を目にしましたが、これは考えられないほど高い数値であり、高性能のレーザーを用いたにも拘らず、不適切な治療手技を選択したためであると考えられます。
　実際、私が担当したレーザー治療対象患者で、術後2年以上経過して再発したという報告は、1例もありません。

　適切な治療のポイントの一つは、静脈瘤の逆流点の起始部の処理をしっかり行うことだと考えられておりますが、その手技は手間がかかり、しっかりと処理をするには、多少困難を伴うこともあるため、簡易なレーザー治療を求める先生方の多くは、その肝心な処置を回避して、末端からのレーザー処置を好む傾向があります。
　この手技は、確かに術者にとって手間が少なく、手術時間も多少短くて済みますが、当初から再発率が高くなることと、人為的に発生した血栓が、肺に飛ぶリスクが懸念されていました。
　今まで、血栓が飛んだケースは報告されておりませんが、その簡単な手技による再発例は多く報告されています。血管外科医としては、極めて基礎的な手技である逆流点の処置をおろそかにせずに、レーザー治療ゆえに、尚更のこと根治性と安全性を重視した治療法を選択する必要があると判断します。

第4章 大切な発言～ブログより

　治療を受ける皆様は、レーザー治療後の再発率などに関する成績を、予め各医療機関に確認してから、治療に進まれるようお願いします。

進化し続けるレーザー治療⑦ 2007年8月22日
海外のレーザー治療実績と比較して

　先般、平成19年6月に京都で開催された国際静脈学会に参加して、海外のレーザー治療実績を確認できました。欧米を初めとした医療先進国は、下肢静脈瘤のレーザー治療が非常に盛んであることが認識できました。更に、非常にありがたいことに我々北青山Dクリニックのレーザー治療実績は、米国を初めとした医療先進国の中でもトップクラスであることも認識できました。

　今回の学会発表では、2000年10月より2006年12月までに、下肢静脈瘤の日帰り手術を受けられた方々の中から、無作為に抽出した425名のアンケート調査に基づいて、北青山Dクリニックでの下肢静脈瘤日帰り手術による「①症状改善度」「②合併症発症率」「③治療に対する満足度」の3点を集計致しました。

　喜ばしいことに大変良好な治療成績と満足度が得られました。ご協力頂いた方々に、この場を借りてお礼申し上げます。

今回の国際静脈学会で、年間のレーザー症例が100以上だと国際的に有数な医療機関であることが確認できました。我々は、年間300肢以上のレーザー治療実績を維持しており、それは国内のみならず米国を含む医療先進国の中でもトップクラスの実績であると言えます。これは非常に喜ばしいことであり、今後の診療にあたって大変勇気づけられました。

　下肢静脈瘤に関して何かお悩みのことがございましたら、お気軽にお声掛け下さい。

北青山Dクリニックの下肢静脈瘤日帰り手術の特徴

① 波長の長い（1320nm）最新型のロングパルスYAGレーザーを採用している（治療効果が高く合併症が少ないタイプのレーザー。国内ではこのレーザーで実績のある医療施設がまだ少ない）。

② 根治性と安全性を重視して、静脈瘤起始部の枝の処理をしっかりと行っている（一般的には、手術時間が短いと言う理由で枝の処理をしない簡単な施術が選ばれることが多い。その治療法だと再発率が大きく、傷口が脚の露出部分になるため痕が目立つ）。

③ 国内で最も早くから日帰り治療を実施しており、レーザー治療に関しては国際的にもトップクラスの実績を維持している。

第4章　大切な発言〜ブログより

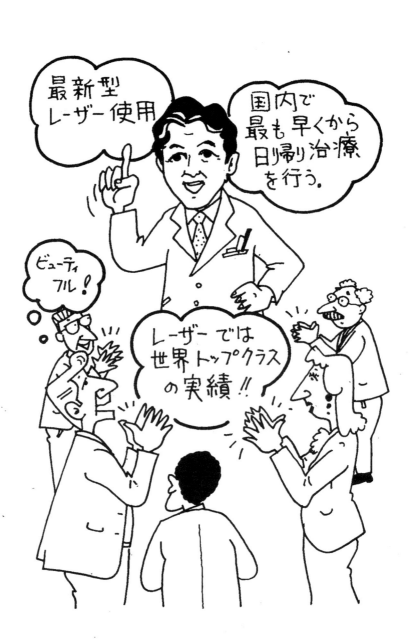

テレビ取材への補足

①2008年2月4日
テレ朝スーパーモーニング取材への補足

　先日、テレビ朝日スーパーモーニングの取材でDクリニックの治療を取材して頂きました。
　下肢静脈瘤は、一旦発生すると自然には治らず、確実に進行します。その予防法は、視聴者の方にとって非常に重要なテーマだと思いますので、改めて解説させて頂きます。

　肉眼的にボコボコとした典型的な下肢静脈瘤が、発生・進展する機序は、下記の如く概説できます。
　　①何らかの原因で深部静脈の内圧が高まり、表在静脈が深部静脈に合流する部分の逆流防止弁にかかる血液圧が上昇する
　→②その逆流防止弁が破綻する
　→③深部静脈の血流が表在静脈に流れ込む（逆流）
　→④逆流した血液は、末梢血管内の逆流防止弁をドミノ倒しの如く破壊する
　→⑤逆流した血液により、表在静脈が膨らみやすい箇所から膨らむ

第４章　大切な発言〜ブログより

　→⑥深部静脈からの逆流量は徐々に増えていき、下肢静脈瘤の症状は徐々に進行する

　②が発生してしまうと、下肢静脈瘤の症状は一方向に進展してしまいます。圧迫ストッキングを履くことは、⑤を抑えて、症状の進行を遅らせることにはなりますが、①→②以下を完全に止めるものではありません。
　実際、弾性ストッキングは厚手のため、夏場は着用しにくく、圧力が強いために、脱着が大変です。そのため、日常的には使用しにくいので、全く下肢静脈瘤のない人にとっては、予防法としてあまり適切ではありません。
　ただし、増大した子宮のために深部静脈の圧が高まっていて、かつホルモンの影響で血管が柔らかく膨らみやすい妊婦さんには、マタニティ用の圧迫ストッキングを着用するのは、下肢静脈瘤発症予防の点で非常に有効です。

　予防法として最も重要なのは、①の深部静脈圧が高まって表在静脈が深部静脈に合流する弁への血液圧が高まらないようにすることです。
　そのためには、まず、血液自体が重くならない、すなわち血液中の水分が枯渇したり、血液の粘度が高くなったりしないようにすることが重要です。

つまり、脱水にならないように十分に水分を摂取する習慣をつける、ドロドロの血液にならないように、緑黄色野菜を豊富に含んだバランスの取れた食生活を心がける、感染症にかからないようにする、などがポイントになります。

また、腹圧があがると深部静脈の圧が高くなりますので、太り過ぎないようにすることも重要です。深部静脈の圧には、重力も関与します。立ちっぱなしの時間が長すぎるのも避けるべきです。

そして、脚の筋肉は、第二の心臓とも呼ばれるように、脚の深部静脈の中にたまっている血液を、筋肉のポンプ作用で心臓に押し戻す作用があります。その意味で、脚の筋肉を衰えさせないようにすることは、非常に重要です。

番組で提案されていた足台昇降も良いのですが、毎日のウォーキング（30分程度）の励行で、十分筋力維持に繋がります。水中ウォーキングができれば尚更ベターです。

浮力の影響で血液は軽くなり、水圧が血管のふくらみを抑え、水中歩行では陸上歩行よりも筋肉の収縮が強く求められるので、合理的に筋肉が補強されます。

エコノミークラス症候群は、下肢静脈瘤の発症にかかわる可能性があります。狭い所でじっとしているのは良くありません。長時間飛行機に乗るときは、足首をまわす、座ったままでも踵（かかと）の上げ下げを行うのも有効な予防法になるでしょう。

まとめると、以下のようになります。

第4章　大切な発言〜ブログより

① 脱水にならないよう十分水分を取る
② 緑黄色野菜を十分に含むバランスの取れた食事を心がける
③ 免疫力を下げないように十分な睡眠をとりストレスを避ける
④ 太らない
⑤ 立ちっぱなしを避ける（歩き回ったほうが良い）
⑥ 毎日30分のウオーキングを励行する（水中歩行は尚ベター）
⑦ 狭い所でじっとする状態を避ける。どうしても、狭いところでじっとしていなければならないときは、足首を回したり、踵の上げ下げをしたり、背伸びをしたりして、脚・腹部の筋肉を動かす

　今後も医療に関することで、何かございましたら、お気軽にご相談下さい。

> 保険診療 自由診療
>
> 混合診療
>
> 2011年に980nmレーザー
> 2014年に1470nmレーザー、RFが保険収載
> これは、医療従事者、患者様にとって福音である。
> 北青山Dクリニックは、最高波長2000nmのレーザーを、医療サービス上ベストのレーザーとして、提供し続けます。

保険診療、自由診療① 2014年7月14日

RF(高周波/ラジオ波)による血管内治療が保険収載

　2014年5月、今までの980nm保険適用レーザーより高性能の1470nmレーザーも保険収載され、この6月にはレーザー治療と同じく血管内治療の一つRF治療（ラジオ波焼灼術／高周波アブレーションカテーテル治療）も保険収載されました。

　なかなか新しい治療の保険収載がスムーズに進まない日本国内で、立て続けに異なる下肢静脈瘤の血管内治療が保険収載されたことは注目に値します。しかし、前回のブログで述べたように、必ずしも最

第4章　大切な発言〜ブログより

先端、最良の医療が保険収載されるわけではありません。

下肢静脈瘤の治療に用いられるレーザーも、RFも国産品は存在せず、全て海外で作られたものです。その海外の会社が日本を医療市場として投資をし、長い年月をかけて治験をしなければ、保険収載の道は開けません。

ですから、海外発祥の医療機器や医薬品については、必ずしも世界でベストであるから日本で保険収載されるわけではありません。厚生労働省が先導して、最新最良の医療技術に対して、保険認可をするわけではないのです。

日本を医療市場と見なして戦略的に治験を行って、結果を残した企業が、日本で保険治療の対象としての許認可を受ける資格を得、厚生労働省に申請して認可を得ることになります。

そして、この治験には相当な投資と時間が必要となるため、必ずしも全ての医療機器メーカーが、保険適用に必要な治験を日本で実施するわけではありません。

2011年に980nmレーザーが保険収載され、本年になって1470nmレーザー、RFが、立て続けに保険収載されたのは、治療選択肢が広がる点で、医療従事者にとっても患者様にとっても福音と言えるでしょう。しかし、類似の治療選択肢が増えると、どの治療がベストなのかの判断が、医療者及び患者様双方にとって難しくなるという見方もあります。

血管内治療が進化し、その中で複数の治療が保険収載されつつある中、どのようにそれらの治療の適用を判断すべきなのか考察してみたいと思います。

　RFとは、血管内レーザー焼灼術(血管内レーザー治療)と同様に、静脈瘤の原因となる逆流血管の中にカテーテルを挿入し、血管内腔を閉鎖して逆流を止める治療法です。従来のストリッピング手術に比べて、体へのダメージが少なく、日帰り治療が可能な点では、レーザー治療と同等です。

　RFは、レーザー治療より前から行われていました。北青山Dクリニックを立ち上げた2000年当時に、closure procedureと称するRFによる下肢静脈瘤治療が、すでに存在していました。しかし、治療対象である逆流血管の閉塞率が低く、下肢静脈瘤が再発しやすいため、治療として普及させるのは時期尚早であると判断し、RF機器の導入を、その時は見送りました。

　その後、北青山Dクリニックは、前述の如く下肢静脈瘤外来根治治療を深化させ、レーザーの発展に応じてより優れた治療法の開発に取り組んできました。

　一方、RFも、当初のモデルに改良が加えられ、血管の閉塞率が従来の保険適用レーザー（980nm）と同等になったと判断されて、今回の保険収載となったようです。初期のRFは、血管焼灼温度が60－80℃程度だったのが、現行モデルは120℃まで上昇しています。

第4章　大切な発言〜ブログより

　RFの利点は、手術操作が比較的楽なのと術後疼痛が少ない点です。欠点は、血管径の比較的大きなものは、閉塞率がレーザーに比べて低い可能性があること、逆流部分が短い静脈瘤や不全穿通枝などへの焼灼が困難なので、治療できる静脈瘤の適用範囲がレーザーに比べて狭い点です。

　一方で、術者に求められる技術が比較的容易なので、誰が施術者であっても、治療結果に大きな差が出ないのも特徴の一つです。

　そして、手術操作が楽であること、導入コストがレーザーより安価であること(治療費はレーザーと同じ)、手術時間が保険レーザーに比べて短時間で済むこと、術後疼痛が少ないことなどから、今後標準的な静脈瘤に対する保険適用として、普及していくことが予測されます。

　北青山Dクリニックでも、RFの導入を進めています。しかし、RFが進化してきた中で、もともとRFより治療効果が高いレーザーも同じように進化してきました。

　レーザー及びRFに関する医学論文を見ると、「治療効果の面ではレーザーが優れているが、術後の痛みがより少ない点では、RFが優れている」という趣旨のものが目立ちます。そのなかで、レーザー治療は、波長が980nm→1470nmと長くなることにより、RFと同じように治療後の痛みが軽減されるようになり、RFも保険レーザーである980nmレーザーと同等の血管閉塞率を期待できると報告されています。

　すなわち、治療効果や術後疼痛の面では、保険適用のレーザーとRFは、近似していると見なされるようになりました。以前のブログ

でも述べましたが、980nmに比べて術後の痛みが軽減された1470nmのレーザーが保険収載された後も、北青山Dクリニックは最高波長の2000nmのレーザーを、医療サービス上ベストのレーザーとし、治療選択肢の一つとして提供し続ける立場をとってきました。今後、RFが導入された後もその方針は変わりません。

　ただし、保険適用の血管内治療を希望される方には、静脈瘤の性状に応じて、保険適用の1470nmレーザーと、RFを使い分けていく予定です（980nm、1470nm、RFのどれを選択しても治療費は同じ）。

　保険診療を希望される方で、拡張が極端に大きくなく照射範囲が7cm以上の場合にはRF、血管径が相応に大きい場合や照射範囲が7cm未満の場合には1470nmレーザー治療を、ご案内する方針です。

　下肢静脈瘤日帰り根治手術を牽引してきた北青山Dクリニックとしては、最高波長で高品質のレーザー治療を希望される方、できるだけ通院回数を減らして早く症状を改善させたい方、圧迫ストッキングの着用期間を最小限にしたい方、重症例や複雑な静脈瘤の方、現時点でベストの治療法を希望される方には、今まで通り2000nmのレーザー治療を提供していきます。

　すなわち、1470nmレーザー、RFが保険収載された後も、北青山Dクリニックは、2000nmレーザーを別格に位置付けているわけです。

第4章 大切な発言〜ブログより

保険診療 自由診療②　2014年4月21日
保険診療 / 自由診療 / 混合診療

　医療費は、薬剤費、医療材料費、手術費、検査費などで構成される。その医療費の相当部分（日本の場合は7−9割）を公的な財源からあてがうことで、患者様の自己負担を減らせるのが保険診療であり、医療費全額が自己負担となるのが自由診療である。

　保険診療は、公的に認められた医療に対してのみ許可され、最新の医療など認可を受けていない医療は、自由診療となる。

　混合診療とは、一連の医療行為の中で、保険診療と自由診療を併用することをいう。すなわち、医療費の一部は保険でカバーされ、自由診療部分は自費となる。

　標準的な医療を保険診療でカバーしている日本の国民皆保険制度は、世界に名だたる医療システムといえる。一方、保険で認められていない自由診療を保険診療に併用することは、当局から認められていない（混合診療禁止のルール）。

　そのため、従来の保険診療に加えて、保険認可の取れていない最先端の医療を享受するには、本来は保険で賄える診療部分も含めて、すべての医療費を自費診療としなければいけないという、非合理的な制度に支配されている。

　2002年1月26日に放送されたNHKの「インターネットディベート」

という番組で、テーマとして「医療改革」が取り上げられ、北青山Dクリニックが取材を受けた。当時は、胃に感染し胃癌の発症リスクを増やすヘリコバクターピロリ菌の除菌が、保険適用で完全にカバーされていなかった。

　最先端医療をできるだけ早く患者様に提供したいという思いから、混合診療禁止ルールの非合理性や弊害を唱える立場で出演した（一方、医師会は現在と同様に混合診療禁止を主張していた）。

　医療の進歩は日進月歩、まだ国内で保険認可が認められていない治療でも、国際的には安全に治療が行われているものが数多くあり、それを自由に患者様に提案できない混合診療禁止ルールを、窮屈に感じざるを得なかった。混合診療を禁止することの本音は、保険診療という看板の下、旧態依然とした医療の提供を継続し既得権益を守ることだと理解していた。

　TPPへの参加が議論される昨今、国外からの混合診療解禁を求める声が高まっていることから、そのメリットデメリットについて議論される機会を多く目にする。

　混合診療解禁により、最先端医療を受ける機会が増え、医療の発達に繋がるということから、メリットが大きいとする見方がある一方で、十分に科学的根拠が確認されていない質の低い医療が、利益追従により広がるため、当局が保険診療枠を狭めていく可能性が示唆されるなどのデメリットを主張する立場もある。

第4章 大切な発言〜ブログより

　医療は日々進化し続けるので、新しい有効な治療は日常的に生まれており、保険診療の認可が、それに追いつかない事態が度々発生する。常日頃から新しい医療技術を習得し、最良で最高の医療を提供し続けたい立場からは、混合診療解禁は大きなメリットだと感じる。患者様にとって、高品質の医療を合理的に提供しやすくなるからだ。

　しかし、しっかりと吟味されていないにも拘らず、有効であるかのように見える新しい医療を、営利目的で自費診療として安易に進める医療機関が増え、高騰し続ける国庫依存の医療費を削減するために、当局が保険診療枠を狭めるなどが、デメリットとして懸念される。

　混合診療が有機的に機能するには、前提として、医療業界が利益追従のために安易な自費診療を展開しないこと、当局が新しい医療機器や医薬品の許認可を、科学的に正しい判断のもとで速やかに行い続けること、患者様側は医療の正当性を評価する眼を養うこと、などが求められる。

　これらが確保されなければ、混合診療解禁により、質の低い医療が広まり、保険給付範囲内の医療が狭まるなどの事態が起こりやすくなる。

　医療を行う側と医療を管理する側が、性善説に則って医療を受ける側に最善の医療を提供することが保証されるなら、混合診療により患者様は最良の医療を受けられ、医療も発展するわけだから、その解禁

は自然であると個人的には考えている。

　しかし、現状でも正しい医療に対して、保険認可が必ずしも速やかに行われていないことを考えれば、混合診療解禁により、新しい有効な医療の保険認可が、さらに遅れることが危惧される。それにより最良の医療を受けたくても受けられない層が増えることになる。それを回避するには、混合診療を解禁しても、有用な医療は速やかに保険適用される国家レベルの仕組みを構築しなければならない。

　北青山Dクリニックは、保険医療機関だが、有効性・安全性が確認された最先端医療は、積極的に導入する立場を、2000年の開業以来貫いている。現時点で、自由診療として波長2000nmの下肢静脈瘤レーザー治療、椎間板ヘルニアレーザー治療、癌に対する遺伝子治療（RNA干渉療法/CDC6shRNA治療）、病気を予防し心身ともに健康を保つことに注力するアンチエイジング医療など、医療者として提供する意義が大きい最先端医療に取り組んでいる。

　混合診療の解禁が成されても成されなくても、医療に真剣に取り組み、最善かつ最新の医療技術の習得に余念のない医師陣の力を結集して、北青山Dクリニックは、医療現場で主役である患者様方に、現時点でベストの医療を引き続き提供していきたいと考えている。

第4章 大切な発言～ブログより

保険診療 自由診療③ 2010年11月11日
血管内レーザー治療の保険適用について

　下肢静脈瘤の血管内レーザー治療が、早ければ来年くらいから健康保険適用になる動きがあるようです（2010年11月11日現在）。

　これにより、現在自費診療のレーザー治療の費用が軽減されることが期待されます。ただし、保険診療で使用できるレーザーは、治験を経て厚労省に認可されたものに限られるため（エルビス社の980nmのみ）、最新型のレーザーを使用する場合は、保険診療とはなりません。

　Dクリニックでは980nm、1320nm、そして最新型の2000nmのレーザーを完備して治療を行っておりますが、治療効果の最も大きい2000nmを希望される方が多いため、レーザー治療に保険診療が適用されるようになったとしても、この2000nmの治療は自費診療の形で継続することになります。

　国内の保険診療で使用できる機器は、必ず国内での治験を行って認可を得なければならず、治験にかかる時間とその後認可が下りるまでの時間を合わせると、短くても数年は必要です。その間に、治療効果の高い新しいレーザーが開発されるので、最新のレーザーは保険診療とはなりません。

　そして現時点では、980nmのレーザー以外は、治験を行う目途が

立っていません。国内で治験を行うのに、莫大な費用と手間や時間がかかるので、海外で既に有用性が認められている最新レーザーを扱う業者は、わざわざ保険申請の意欲を示さないようです。

　現在、血管内レーザー治療で使用されるレーザーは、全て海外で開発されたものであり、海外で新しいレーザーの開発が続き、その中で最新で有効性が認められたものを輸入して使用する動きがある限り、保険診療用のレーザーと自費診療となる最新型のレーザーの二本立てで、治療が行われることになります。

　980nmのレーザーも安定したレーザーですが、治療効果の高さを示すレーザーの水への吸収率の大きさは、波長が長くなるほど大きくなるので（現状では2000nmがピーク）、理論上ベストの治療効果を求める方には、2000nmのレーザーによる治療を提案することになります。

　そうは言っても、980nmを用いた血管内レーザー治療が、保険認可を得そうだということは、多くの患者様にとって福音です。治療ができずに悩み苦しむ多くの下肢静脈瘤の患者様たちが、一日も早くストレスなく有効な治療を受けることができるようになるよう、尽力したいと思います。

第4章 大切な発言〜ブログより

保険診療 自由診療④　2007年5月24日
混合診療禁止ルール

　ご存知のように、下肢静脈瘤の根治的治療に、ストリッピング手術、とエンドレーザー治療があります。ストリッピング手術は保険診療で、エンドレーザー治療は自由診療です。

　さて、混合診療禁止ルールというものがあるのをご存知ですか。

　混合診療禁止ルールというのは、「ある疾患に対する一連の診療行為に保険診療と自由（自費）診療を混合できない」というルールですが、非常にわかりにくいところがあります。

　例えば下肢静脈瘤の診察・治療を希望して、皆さんが来院したとします。初診の検査の際には、治療法を決められずに診療を終了しました。その際は、診断のみですので保険診療によって会計したとしましょう。

　後日、エンドレーザー治療を希望して来院し、治療を受けたとします。その時の会計はもちろん自費扱いになるのですが、初診の際の診療費も自費扱いと計算されて、差額を後から払わなければいけないのです。すなわち、ある疾患の診察・治療をしていく中で、初めに保険診療で始めて、途中から自費診療を行うことはできないのです。

　そのような事態になった場合は、はじめの保険診療分も全て自費扱いとして精算しなければいけません。このような複雑な現実離れしたルールが、まだまかり通っています。

このため、医療現場も患者様も、しばし混乱し誤解が生じることが多いのですが、決められたルールですので、守らないわけにはいきません。混合診療禁止ルールにも、いくつか例外がありますが、原則、一つの疾患の一連の医療行為は、全て保険診療で行うか、もしくは全て自費診療で行うかのどちらかなのです。

　Dクリニックでは、ストリッピング手術を希望する方には、初診から全て保険診療で、エンドレーザー治療を希望する方には、同じく初診から全て自費診療で対応しています。
　皆様のご理解をお願い致します。

第4章　大切な発言～ブログより

【巻末資料】
下肢静脈瘤外来根治的治療の歩みと患者の満足度

〔概略〕

目的：下肢静脈瘤(Vx)に対する外来ストリッピング術(St)の有用性と血管内レーザー焼灼術(EVLA)の治療妥当性を検証し、治療に対する患者の満足度を調査する。

対象：2000年10月から2011年11月まで外来でStを実施した伏在型下肢静脈瘤909肢及びEVLAを実施した3176肢を対象とし、4相、5群に分けて検証した。2000年10月から2005年6月までに治療を受けた506名を第1群、2005年7月から2006年12月までの230名を第2群、2005年7月から2007年12月までの119名を第3群、2005年7月から2009年6月までの995名を第4群、2009年4月から2011年12月までの1011名を第5群とし、第1群は外来St、第2～5群はEVLAを実施した。

方法：1、2群を第1相、3群を第2相、4群を第3相、5群を第4相として、それぞれStとEVLAの治療成績比較、重症例に対するEVLAの治療成績、1320nmと2000nmのレーザーによるEVLAの治療成績比較、980nmと2000nmのレーザーによるEVLAの治療成績比較を行った。

結果：StとEVLAで症状の改善度、治療満足度に差はなく、いずれの波長であってもEVLAの治療満足度は大きかった。

結語：Vxに対する外来St、EVLAともに、Vx患者の治療ニーズに大きく応える治療法と言える。

序章

　Vxの根治的治療として入院下でのSt以外に選択肢がなかった時代には、手術適用が比較的重症例に限られ、一方、患者も不快な症状に悩みながら入院の負担感から治療に踏み切ることができず、相当に重症化して初めて治療に進む傾向にあった。しかし、皮膚潰瘍を含む激しい皮膚症状が発生してからStを実施しても症状が完全に消失することはないため、治療に対する満足度は大きいとは言えなかった。1998年に外来でStを実施する手法を考案し、2005年からは血管内レーザー焼灼術（EVLA）を導入して、外来治療による下肢静脈瘤の根治的治療を実践してきた。そして、外来でのStを開始してから定期的に患者の治療満足度調査を実施したところ、予想以上に大きな治療満足度を得ることができた。特にEVLAが開始されてから治療の際の在院時間が著しく短縮され、患者側も医療機関側も治療に進みやすくなり、治療が結実するケースが増大した。外来Stの考案は、Vx治療

第4章　大切な発言〜ブログより

が進展する中で大きなターニングポイントであり、低侵襲のEVLAは、今後Stに代わってVx根治手術の標準的治療になると予測される。また、EVLAを用いたVxに対する外来根治的治療は、Vxの治療ニーズに大きく応える治療法といえる。今回、下肢静脈瘤の外来Stを開始してから、その根治的治療がEVLAへ進展してきた歩みと患者治療満足度調査の結果を提示し考察する。

目的/対象/方法

目的
外来St手術の有用性とEVLAの治療妥当性を検証し、治療に対する患者の満足度を調査する。

対象/方法
2000年10月から2011年11月まで外来でStを実施した伏在型下肢静脈瘤909肢及びEVLAを実施した3176肢を対象とし、以下の4相で検証した。

Phase1：伏在型下肢Vxに対するEVLAの治療効果、合併症発現率、治療に対する満足度をストリッピング手術と比較検討。
2000年10月から2005年6月までに外来でStを実施した患者506名【男女比1：2.0 年齢21〜91歳（平均46.6歳）CEAP分類2〜6（平均

3.0)】と2005年7月から2006年12月までに外来でEVLAを実施した230名【男女比1：0.4 年齢27〜80歳（平均57.1歳） CEAP 分類2〜6（平均2.6）を対象とした。

EVLAの治療後6か月、1年目の照射血管の閉塞率、合併症の発生率を調査し、対象者に匿名のアンケート調査を実施し治療満足度を評価した。アンケートは2007年2月に実施された。

Phase2：中等症以上（CEAP グレード4以上）の伏在型Vxに対するEVLAの治療効果、合併症発現率、治療に対する満足度を評価。

2005年7月から2007年12月までに外来でEVLAを実施したCEAP分類グレード4以上の患者119名を対象とした。【男女比4.5：5.5 年齢30〜80歳（平均59.3歳） CEAP 分類4〜6（平均4.2）】

治療後の閉塞率、合併症の発生率を調査した。また、対象者に対して匿名のアンケート調査を実施、治療満足度を評価した。アンケートは2007年12月に実施された。

Phase3：伏在型Vxに対する波長2000nmのレーザーによるEVLAの、平均手術時間、閉塞率、合併症、治療満足度を波長1320nmのレーザーによるEVLAと比較。

2005年7月から2009年6月までに波長1320nmないしは2000nmレーザーを用いてEVLAを実施した995名を対象とした。【男女比1:2.9 平均年齢57.9歳） CEAP分類2〜6（平均3.0）】

第4章　大切な発言〜ブログより

　平均手術時間、閉塞率、合併症を調査した。また、対象者に対して匿名のアンケート調査を実施、治療満足度を評価した。アンケートは2010年2月に実施された。

　Phase4：伏在型Vxに対して波長2000nmないしは980nmのレーザーを用いたEVLAにおける閉塞率と治療満足度を評価。2009年4月から2011年12月までに波長2000nm ないしは980nm レーザーを用いてEVLAを実施した1011名に対して匿名のアンケート調査を実施、閉塞率と治療満足度を評価した。アンケートは2012年4月に実施された。

手術内容

　Phase1：　麻酔─処理する血管両端の切離、結紮は浸潤麻酔下で実施。血管抜去の際は、プロポフォールによる静脈麻酔で自発呼吸は維持しつつ、痛み刺激で覚醒しないレベルまで意識レベルを落とした。
　　治療内容─高位結紮＋選択的ストリッピング＋硬化療法
　　EVLA: 使用レーザー　－波長1320nmNd:YAGレーザー
　　麻酔─TLA麻酔＋局所麻酔＋静脈麻酔
　　治療内容─原則として高位結紮を併用
　　照射出力5w pulse mode 牽引速度1mm/s
　　不全穿通枝(IP)の逆流を認めた場合は穿通枝結紮、瘤切除を追加

Phase2：
 EVLA: 使用レーザー—波長1320nmNd:YAGレーザー
麻酔—TLA麻酔＋局所麻酔＋静脈麻酔
治療内容—照射出力6w pulse mode牽引速度1mm/s
以下の方針に基づいて実施
① CEAP2　IP及び分枝の逆流がなく血管最大径6 mm未満
→EVLA 穿刺法もしくは切開法（高位結紮行わず）
② ①以外
→EVLA+高位結紮（+硬化療法）

Phase3：
EVLA: 使用レーザー—波長1320nmNd:YAGレーザー
波長2000nmDPSSレーザー
麻酔—TLA 麻酔＋局所麻酔＋静脈麻酔
治療内容—以下の方針に基づいて実施
① CEAP2　IP及び分枝の逆流がなく血管最大径10 mm未満
→EVLA穿刺法（高位結紮行わず）
② ①以外
→EVLA+高位結紮（+硬化療法）
照射条件—1320nm 6w 1mm/sec pulse mode
2000nm 6w 5mm/sec continuous mode

第4章 大切な発言〜ブログより

Phase4：
EVLA: 使用レーザー ―波長2000nm DPSS レーザー
波長 980nm 半導体レーザー
麻酔―TLA 麻酔＋局所麻酔＋静脈麻酔
治療内容―全例高位結紮を施行せず
硬化療法併用
照射条件―2000nm6w 2.5〜3mm/sec continuous mode
980nm10w1.2mm/sec continuous mode

結果

Phase1：

結果1．血管内レーザー治療後1年目における照射血管の閉塞率は100％で、重大な合併症の発症はなかった（Table1）。

結果2．初診時の症状 StvsEVLA

見た目の気持ち悪さ、こむら返り、腫れ感、疲労感、痛み、かゆみ、湿疹、色素沈着、潰瘍の症状は、St群とEVLA群でそれぞれ27：11：15：16：10：8：3：7：1％、および25：13：14：20：10：8：0：11：4 ％であり、症状分布は両群で同等であった。

結果3．初診時の症状の改善度

（治療後1年以上経過例で比較St：平均2.55年 EVLA：平均1.79年）症状の改善度は両群で同等であった。

結果4．術後の合併症内容及び術後合併症の改善度（治療後1年

以上経過例で比較 St：平均2.55年 EVLA：平均1.79年）。術後合併症分布、改善度は両群で同等であった。

結果5. 治療に対する満足度

両群とも高い治療満足度結果が得られた。

Phase2：

結果1. 血管内レーザー治療直後及び最終観察期間での血管閉塞率と合併症いずれも100％の血管閉塞率であった。

結果2. 術後経過期間ごとの合併症内容とその発生数、術後の合併症の発生数（熱感：しこり：しびれ：痛み）は、術後6か月、1年、1年6か月、2年、2年6か月で、それぞれ、3：7：3：7、2：4：3：5、0：0：5：5、1：1：0：2、1：0：0：1と術後経過とともに軽減ないしは消失した。

結果3. 治療に対する満足度

大変満足54％、やや満足41％ 計95％の高い治療満足度を得た。

Phase3：

結果1. 平均手術時間1320nmは平均53分、2000nmは41分。
結果2. 平均照射時間1320nmは平均478.84秒、2000nmは62.59秒。
結果3. 平均照射熱量1320nmは平均2883.47J、2000nmは375.25J。
結果4. 閉塞率1320nm、2000nmともに100％。
結果5. 合併症ともに軽微な合併症を少数認めた。

第4章　大切な発言～ブログより

結果6. 1320mm、2000mmともに高い治療満足度結果が得られた。

Phase4：
結果 閉塞率、治療満足度ともに
良好な結果が得られた。

考察

外来でのStを可能とするポイントは、抜去血管の中枢側、末梢側の両端の処理を局所麻酔で実施した後の、血管抜去時の麻酔法の選択であった。覚醒が早い静脈麻酔薬（プロポフォール）を用い、痛みや刺激により開眼しないレベルまで意識レベルを一時的に落とすことで、問題なく血管抜去が遂行できた。実際、抜去前後でのバイタルサインは大きく変動しなかった。現在ではTLA麻酔など他の麻酔を使用して外来Stを実施している施設もあるようだが、2000年当時は腰椎麻酔や全身麻酔がStに対しては標準麻酔であり入院管理が余儀なくされていた。

外来Stという概念がなかったときに、静脈麻酔を用いて安全に外来Stが安全に実施できることを示した意義は大きい。そして、この外来でのStは予想以上に患者の治療満足度が大きかった。これは、入院下でのStは心理的、時間的、経済的側面で患者に大きい負担をかけていたことを示唆する。

Phase 1 では、Vxの定型的な根治手術であるStとEVLAを比較検証した。両群で年齢、性別、初診時の症状、重症度など治療対象のプロフィールにはほとんど差がなかった。手術による自覚症状の改善度や術後合併症の発生率、及びその改善度は両群で殆ど同等であった。また両群ともに90％以上の高い治療満足度が得られ、この検証によりEVLA はSt と同様に根治的治療法の一つとして十分期待し得ることが示された。EVLAがStと同等かそれ以上の治療成績を示すことについてはその後複数の報告がある1）、2）、3）。

　Phase 2 では、検証当時EVLAは比較的軽症のVxに適応があるとされていた事実※を受けて、CEAP重症度分類4以上のVxに対するEVLAの治療効果を評価した。SMVの拡張径に応じてEVLAに高位結紮を併用し対応した。これにより、閉塞率、合併症発生率及びその経過、そして治療満足度のすべての評価項目において良好な成績が得られ、皮膚病変を伴う重症のVx に対してもEVLA が有用であることが示唆された。

　Phase1、Phase2ともに使用されたレーザーは当時国際的に治療成績に定評のある波長1320nmのレーザーであった4）。一方で、EVLAで用いられるレーザーは波長による水吸収率の高いものがより効果的である。5）、6）という考えから、より波長が長く水吸収率の大きいレーザーが選択される傾向にあった。

　そこで、Phase 3 では、1320nmのレーザーよりも大きい水吸収率

第4章　大切な発言〜ブログより

をもつ2000nmのレーザー（Fig5として水吸収曲線を提示したい）と1320nmのレーザーの治療成績を比較検討した。結果、波長2000nmのレーザーによるEVLAは、1320nmに比べてより短時間で、かつ、より小さい照射熱量により、1320nmと同等ないしはそれ以上の治療効果と治療満足度を得ることを確認した。

　Phase 1、2、3の検証により、Vxの根治治療としてEVLAはStに勝るとも劣らない可能性があること、さらにEVLAは皮膚病変を伴うようなうっ血が重度のVxに対しても有効であること、そして、水吸収率の大きい高波長のレーザーがより治療効果が高い可能性があることを確認し、現存するレーザーの中で、最高波長で最も水吸収率の大きい波長2000nmのレーザーを主軸としたEVLAにより、重症度に関わらず殆どすべてのVxに対して治療を行ってきた。

　一方で2011年からは波長980nmのレーザーが日本で保険収載されたこと、国際的には穿刺法によるEVLAが一般に好まれることを受けて、Phase 4では、波長2000nm、980nm両方のレーザーを用いて、血管径に関わらず全例穿刺法によるEVLAを実施し、その治療成績および満足度を調査した。再疎通率（閉塞率）は、波長2000nmのレーザーの方が優れていた。波長2000nmのレーザーは治療費負担の大きい自費診療で、980nmは保険診療で実施したが、患者の治療満足度は両者ともに良好な結果となった。

　Phase 1、2、3においては、血管拡張径が大きく、不全穿通枝があるタイプに対してはHLを併用する術式を標準としてきたが、その

理由はVxの術後の再発例は伏在静脈起始部の分枝が残存することにあると考えられていた7)、8)こと、また、EVLA後のDVTの発症が問題視されていた9)こと、を考慮したからである。欧米人は肥満も多くHLが極めて困難な例が多いが、日本人は1～2cmほどの皮切で十分なHLを実施できることを考えると、根治性の観点から適応に応じてHLを付加してきたことは、良好な治療成績の維持に貢献したと判断している。一方で、切開や剥離などの手術操作が原因となってneovascularが惹起されそれが新たなVxを形成する10)、11)という報告もあり、また、手術操作の簡略化を求める流れがあること、分枝からの再発例に対しては、フォーム化により治療効果を高めた硬化療法で対応し得ることが確認されてきたことから、Phase 4では血管径に関わらず、全てのEVLAは穿刺法により実施された。結果、その治療満足度は極めて良好であった（Fig4）。

　HLを付加していたPhase 1-3で再疎通率は極めて小さかったが、付加しなかったPhase 4でも再疎通率は満足できるものであった。再疎通例はいずれもフォーム硬化療法でコントロールできるレベルであった。EVLAは傷跡が残らない低侵襲の治療だが、Vxの程度に応じて高位結紮など外科的操作を付加することによりEVLAの適用範囲はさらに拡大できると考えられる12)。

　治療満足度調査は、患者の治療に対する期待値の大小により変化し得るものであり、客観性に欠くものではある。しかし、そもそもVxは生命予後に影響しうる疾患ではなく、患者の知覚的、肉眼的ストレ

第4章 大切な発言〜ブログより

スを解消することがその治療目標になることを鑑みれば、治療満足度はVx治療の成否を評価するうえで極めて重要な因子であると考える。

　治療満足度調査においては、外来Stが初めて提供されたとき（Phase 1）と、重症例のVxにもEVLAを実施したとき（Phase 2）が特に満足度が大きかったと見受けられる。一方で、患者の治療を担当する医療機関や治療法に対する選択肢が増加してきた昨今では、治療への期待値が高まっていると考えられる。手術所要時間、合併症などの点で最高波長の2000nmレーザーによるEVLAは、最も優れた治療法といえるが、自費診療に対する期待値の高さからか、保険診療で実施できる980nmのEVLAとのあいだに大きな治療満足度の差は出なかった。

　EVLAはまさに日進月歩に進化しつつあるが、今後は、組織への反応効率がより良いレーザー、そして治療効率が良く侵襲の少ないレーザー照射を現出するファイバーの開発も含めて、進化する余地は大いにある。

結語

　Vxに対する根治治療法としての外来Stを1998年に考案し、2005年からはEVLAの有用性の検証を進めてきた。Vxの治療が進展する中で外来Stの考案は大きなターニングポイントであった。EVLAも合わせて、外来による根治的治療は、Vx患者の治療ニーズに大きく応える治療法といえる。今後、より水吸収率の大きいレーザーや照射効率

の良いファイバーの開発などによりEVLAの治療効果はさらに向上していくことが期待される。一方で、下肢静脈瘤の病態を鑑みて、今後長期にわたる治療成績・治療満足度の追跡調査が重要とも考える。

Reference

1) Pronk P, Gauw SA, Mooij MC, Gaastra MT, Lawson JA, van Goethem AR, van Vlijmen-vanKeulen CJ. Randomised controlled trial comparing sapheno-femoral ligation and stripping of the great saphenous vein with endovenous laser ablation (980nm) using local tumescent anaesthesia: one year results. Eur J Vasc Endovasc Surg 2010; 40: 649-56

2) Rass K, Frings N, Glowacki P, Hamsch C, Graber S, Vogt T, Tilgen W. Comparable effectiveness of endovenous laser ablation and high ligation with stripping of the great saphenous vein: two-year results of a randomized clinical trial (RELACSstudy). Arch Dermatol 2012; 148: 49-58

3) Carradice D, Mekako AI, Mazari FA, Samuel N, Hatfield J, Chetter IC. Clinical and technical outcomes from a randomized clinical trial of endovenous laser ablation compared with conventional surgery for great saphenous varicose veins. Br J Surg 2011; 98: 1117-23

第4章　大切な発言～ブログより

4) Proebtle TM, Moehler T, Gul D, Herdemann S. Endovenous treatment of the great saphenous vein using a 1,320nm Nd:YAG laser causes fewer side effects than using a 940nm diode laser. Dermatol Surg 2005; 31:1678-83

5) Pannier F, Rabe E, Maurins U. First results with a new 1470-nm diode laser for endovenous ablasion of incompetent sdaphenous veins. Phlebology 2009; 24: 26-3

6) Janda P, Sroka R, Mundweil B, Betz CS, Baumgartner R, leunig A. Comparison of thermal tissue effects induced by contact application of fiber guided laser systems.

Lasers Surg Med 2003; 33: 93-101 Vx

7) Glass GM. Prevention of recurrent saphenofemoral incompetence after surgery for varicose veins. Br J Surg 1989; 76: 1210

8) De Maeseneer MG, Philipsen TE, Vandenbroeck CP, et al. Closure of the cribriform fascia: an efficient anatomical barrier against postoperative neovascularization at the saphenofemoral junction? Eur J Endovasc Surg. 2007; 34: 361-6

9) Kbnick LS. Endovenous heat-induced thrombus (EHIT) at the superficial-deep venous junction: a new post treatment clinica entity, classification, and potential treatment

strategies. Vascular. 2006; 14: S31-32

10) Brake M, Lim CS, Shepherd AC, Shalhoub J, Davies AH. Pathogenesis and etiology of recurrent varicose veins. J Vasc Surg. 2013; 57: 860-8

11) Mouton WG, Marklewitz MM, Friedli S, Zehnder T, Wagner HE, Heim D, De Maeseneer MG. Neovascularisation after surgery for recurrent saphenofemoral incompetence: dose surgical dissection technique matter? Vasa. 2011; 40: 296-301

12) Huang Y, JiangM, Li W, Lu X, Huang X, Lu M. Endovenous laser treatment with a surgical strategy for treatment of venous insufficiency in lower extremity: a report

of 208 cases. J Vasc Surg 2005; 42: 494-501

第4章 大切な発言〜ブログより

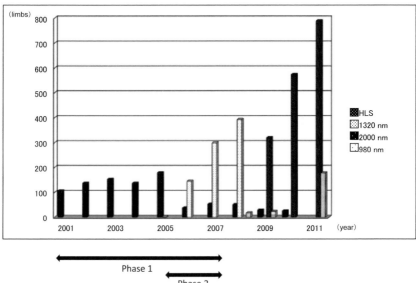

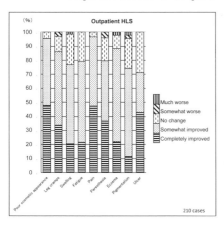

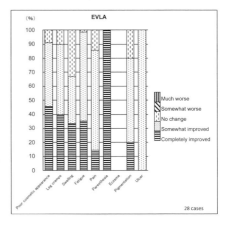

Post-operative complications and improvement thereof

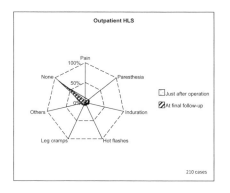

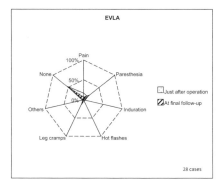

Patient satisfaction survey results

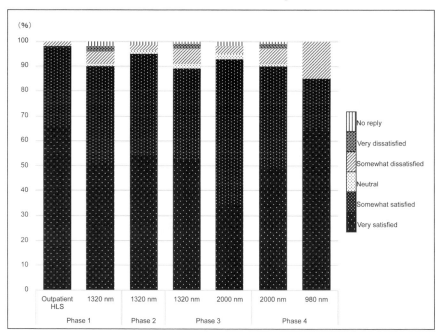

日帰り・レーザー・根治
下肢静脈瘤治療

２０１５年２月１日　初版第１刷発行

著　者　　阿保義久
発行所　　医学舎
　　　　　東京都豊島区千早3-34-5
　　　　　TEL&FAX　03-3554-0924
発売所　　星雲社
　　　　　〒112-0012 東京都文京区大塚3-21-10
　　　　　TEL 03-3947-1021　FAX 03-3947-1617
印　刷
製本所　　モリモト印刷

＠Yoshihisa Abo 2015 printed in Japan
ISBN 978-4-434-20172-1　C0077